新型コロナワクチン 本当の「真実」

宮坂昌之

講談社現代新書

2631

はじめに

新型コロナウイルス感染症（COVID‐19）が2020年1月にパンデミック（世界的大流行）を起こしてから1年半以上が経過しました。発生当初は春になって気温と湿度が上がれば自然に収束するという楽観的な見方もありましたが、燎原の火のように広がった感染はとどまることなく世界を覆い尽くし、2021年8月21日時点で、確認されているだけで感染者は2億1086万人、死者は441万人に達しました（米国のジョンズ・ホプキンス大学調査）。未確認の感染者や死亡者を含めれば、その被害はさらに甚大なものでしょう。厄介なことに、世界各地で次々に感染力の高い変異ウイルスが誕生しており、これまで比較的感染者が少なかった地域でも感染が広がっています。

しかしながら、2021年に入ると、危局を打開する「ゲームチェンジャー」が登場してきました。新型コロナワクチンです。一般的なワクチン開発には最低でも10年以上の時間がかかるため、どんなに急いでも数年程度かかるといわれてきました。しかし、この予想は良い意味で完全に裏切られました。ウイルスが報告されてから1年も経過しないうちに、有望なワクチンが次々に登場しているのです。

なかでも米国の製薬会社であるファイザー社やモデルナ社が開発した「mRNA（メッ

センジャーRNA）ワクチン」は優れた実績をあげています。ワクチンには「感染予防」「発症予防」「重症化予防」がありますが、両社のmRNAワクチンは、その3つの働きともきわめて高いのです。私自身、これほど短期間でここまで優れたワクチンが誕生するとは思いもよりませんでした。

正直にいうと、2020年末までは、私はワクチンに対して慎重な意見を持っていました。安全性についてのデータが十分でなく、確信が持てなかったのです。同年11月9日、ファイザー社は、ドイツのバイオベンチャーのビオンテック社と共同開発するワクチンが、第三相の臨床試験（治験）で感染を防ぐ有効率が90％を超えたと発表しました。これを後追いするように、モデルナ社は11月16日、同社が開発中の新型コロナウイルスのワクチンについて、94・5％の予防効果がみられたとする臨床試験の暫定結果を発表しました。

同じRNAウイルスであるインフルエンザ向けワクチンの有効率は40～60％程度しかないことを考えると、これは驚くべき数字でした。しかし、その時点では安全性に関するデータがまだ十分ではありませんでした。ワクチンは健康な人を対象に接種するものですので、きわめて高いレベルの安全性が求められます。接種することで重篤な副反応が出たのでは困ります。新型コロナウイルスが従来にない特徴を持ったウイルスであること、

mRNAワクチンが世界で初めて実用化されるワクチンであること、開発期間がきわめて短期間で、副反応について臨床治験データが十分でないこともあり、2020年11月17日衆議院の厚生労働委員会に参考人として出席した直後に毎日新聞の取材を受け、「私は当面はワクチンを打たない」と明言しました。

しかし、その後、世界に先がけて接種を始めたイスラエル、そして、それに続いた英国、米国のデータが集まってきました。2021年2月には、米国のCDC（疾病対策センター）が、約2300万人の副反応データから、「重篤な副反応の頻度は従来のワクチンと同等」という分析結果を発表しました。ファイザー社やモデルナ社の第三相臨床試験の治験者数をはるかに上回るビッグデータを用いた分析です。懸念された副反応は深刻なものではなく、臨床試験のデータどおりにこのワクチンがきわめて優れていることがわかってきました。こうした情報を総合的に判断して、私は、意見を大きく変えました。

日本で接種が進んでいるmRNAワクチンは、「感染予防」「発症予防」「重症化予防」というワクチンに求められる「3本の矢」がすべてそろっています。デルタ変異株（インド型変異株）に対しては、感染予防効果や発症予防効果がやや低下していますが、重症化予防効果については依然として高い効果を維持しています。個人的な見解ですが、「打たないという選択肢はない」というのが率直な感想です。すでに私は5月27日に第1回の接種を受け、2回目の接種を6月17日に終えました。1回目は軽い腕の痛みがありましたが、熱や倦怠感もなく、腋の下のリンパ節が少し腫れたぐらいでした。2回目の接種ではリンパ節が1回目よりも大きく腫れ、2日目の夜には38℃の発熱がありましたが、翌朝には回復しました。以後、特に問題もなく普段どおりの生活を送っています。

7月26日時点で、全世界で新型コロナワクチンが、少なくとも38億6780万回分接種されていますが（日本経済新聞&英フィナンシャル・タイムズ集計）、既存のワクチン以上の深刻な副反応がなく、ワクチン接種に伴う副反応のリスクよりも、ワクチン接種によって得られる利益のほうが大きいという科学的知見が集積しています。

ただし、本書のなかでも繰り返し説明していますが、ワクチンは決してノーリスクではありません。きわめて頻度が低いものの100万人に数人程度で、アナフィラキシーショックとよばれる重篤な副反応が起きますし、発熱、頭痛、倦怠感といった軽微な副反応は一定の割合で発生します。アレルギー症状を起こしやすい遺伝的体質を持った方や体力の落ちた高齢者もいらっしゃいます。そして、リスクの捉え方は人それぞれです。最終的に接種するか、見送るかは個人が判断するべきことで、決して同調を求めるものではありません。科学的エビデンスのある情報を吟味して、納得できなかったり、不安感が残るのであれば、接種しなければよいのです。

本書は、免疫学者である著者が、新型コロナウイルスとワクチンに関する最新の科学的知見を分析して、一般の方々にぜひ知っていただきたい情報をまとめたものです。執筆の根拠としたのは、信頼できる科学論文誌や研究機関のデータと、免疫学者として50年以上基礎ならびに臨床研究を続けたことで得た知識と経験です。

「ワクチンを接種すべきか、それとも控えるべきか」悩んでいる方も多いと思いますが、本書を読むことで不安感や疑問点のかなりの部分が解消されるはずです。ワクチンを手放しに礼賛するのではなく、報告されている副反応や未確定な部分についてもできるだけ詳しく解説しています。

新聞、雑誌やインターネットには、新型コロナウイルスとワクチンに関するさまざまな情報が飛び交っていますが、その内容は玉石混淆です。誤解を恐れずに言えば、「玉」はごくわずかで、「石ころ」だらけという悲惨な状況です。また、専門家がマスコミを介して発する情報のなかにも科学的なエビデンスが著しく不足しているものも少なくありません。さらに最近は、ワクチンにマイクロチップが組み込まれているといった荒唐無稽な陰謀論や一見すると医学的エビデンスがあるように見せかけたフェイクニュースも登場しています。

ネットに氾濫する情報に比べると、信頼度が高いとされている書籍のなかにも、長年免疫を研究してきた著者からすると、眉をひそめるような作品も少なくありません。とりわけ、新型コロナワクチンの本格的な接種に合わせて刊行された「嫌ワクチン本」は、科学的に間違った記述や偏見に満ちており、座視できないレベルのお粗末な内容です。厄介なことにこうした著者が知名度の高い医師（信頼されているという意味ではありません）だったり、有名な大学や研究機関に所属していた人だったりするのです。彼らの作品を読むと、根拠とする論文も挙げられ、もっともらしい医学的な分析もあるので、専門知識のない人が読むと信じ込んでしまう恐れがあります。本書では、こうした「嫌ワクチン本」を科学的なエビデンスに基づいて、何がどう間違っているかを解説しています（第7章）。

新聞やテレビ、特にワイドショーを見ると、新型コロナウイルスの恐怖を煽り立てる番組が多く、気分が滅入ってきます。日本では、感染は依然として拡大傾向にあり、気が抜けない状況が続いていますが、私はそこまで悲観的になる必要はないと考えています。紆余曲折はありましたが、ワクチン接種が急速に進められており、２０２１年後半には、その成果がはっきりと見えてくるはずです。「明けない夜はない」と言われますが、「夜明け」は間近に迫っています。私は、人類は新型コロナウイルスを克服できると確信しています。

宮坂昌之

目次

の原理（免疫記憶）／自然免疫を強化する訓練免疫／BCG接種でさまざまな感染症にかかりにくくなる／子どもたちが感染しにくいのは自然免疫が強いから？／アジュバントの欠点／新型コロナワクチンにはアジュバントは使用されていない／ウイルスを殺すのは必ずしも抗体とは限らない

第4章　ワクチン接種で将来「不利益」を被ることはないのか？——

従来型ワクチンの特徴／mRNAワクチン：ゲノム時代の「新世代ワクチン」／mRNAワクチン開発にたちはだかった2つの壁／mRNAワクチンが免疫反応を起こすしくみ／ウイルスベクターワクチンが働くしくみ／DNAワクチンのしくみ／新型ワクチンに危険性はないのか？／mRNAワクチンの遺伝子が長期的に影響を与えることはないのか？／抗体依存性感染増強のリスクは？／抗体には善玉・悪玉・役なし抗体の3種類がある／スパイクタンパク質が重大な炎症を引き起こすのは本当か？／ウイルスの遺伝子が私たちのゲノムに入り込むことはないのか？

コラム

プロローグ　新型コロナウイルス感染症はただの風邪ではない

ここでは次のような不安・疑問が解決します

Q. 新型コロナウイルスに感染するとどうなるの？
Q. 集中治療室に入るのは感染者の何％ぐらい？
Q. ＰＣＲ検査は当てになるの？
Q. 世代によって重症度が著しく異なるのはなぜ？
Q. ウイルスが細胞に侵入するのにかかる時間は？

多くの方は、新型コロナウイルスへの感染を避けるため、マスク着用、「三密回避」、換気の励行などの感染予防策をとられています。その一方で、「新型コロナなんてただの風邪。恐るるにたらず」「高齢者が重症化しやすいのは他の風邪と同じこと。マスコミや御用学者が作り出したTVウイルス」「マスクなんてやめて自然感染をしてとっとと免疫をつけたほうがいい」といった、新型コロナウイルスの危険性を軽視される方がいらっしゃいます。これは正しい理解ではありません。新型コロナウイルスは、実にやっかいな性質を持った手強いウイルスです。本編ではワクチンの解説を主に行いますが、その前に、この難敵についての説明をしておきましょう。

新型コロナウイルスは致死率9~30%の高病原性ウイルスの近縁種

新型コロナウイルス（SARS－CoV－2）は、多種類あるコロナウイルスの一つで、ベータコロナウイルス属のB系統に属します（図1）。このウイルスとよく似たものに季節性ヒトコロナウイルスがあります。いずれも普通の風邪を起こすいわゆる「風邪ウイルス」として毎年流行を繰り返してきました。これには4種類のものがあり、A系統に2種類、B系統に2種類あります。

この他に、ヒトに感染するコロナウイルスとしてSARSウイルス（SARS－CoV－

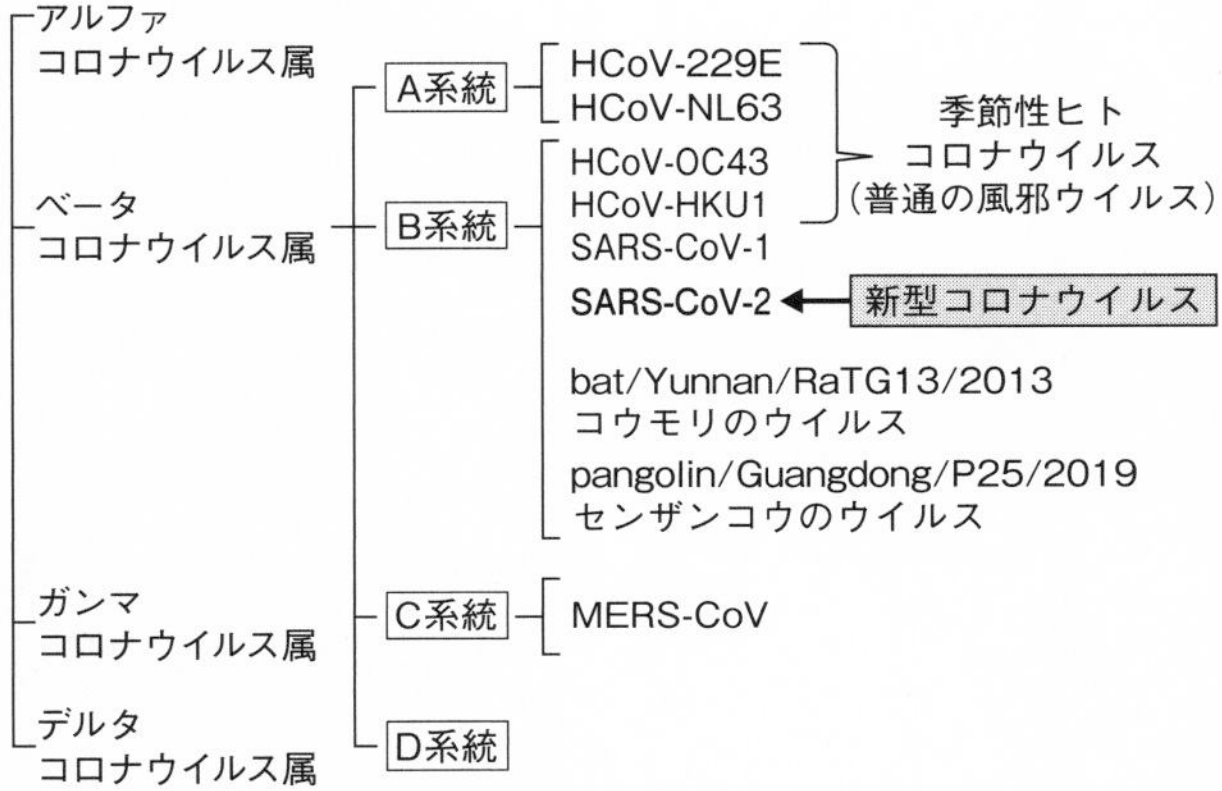

図1　コロナウイルスの系統図（大阪大学微生物病研究所・渡辺登喜子教授の図をもとに作成）

1）とMERSウイルス（MERS‐CoV）があります。どちらも病原性が高いウイルスです。

　SARSウイルスは、重症急性呼吸器症候群（severe acute respiratory syndrome; SARS）の原因病原体です。感染すると、致死率が9〜16％とかなり高く、怖いウイルスです。中国南部でアウトブレイクし、香港、台湾、シンガポール、さらにはカナダにも広がりかけたのですが、約8000人が罹患したところで流行がピタリと止まりました。そして、その後、ウイルスは検出されなくなったことから、流行は封じ込められたと判断され、2003年、WHO（世界保健機関）により「封じ込め宣言」がなされました。

　MERSウイルスは、中東呼吸器症候群

(Middle-East respiratory syndrome; ＭＥＲＳ) を起こします。２０１２年、サウジアラビアを中心に発生しました。ラクダ由来のウイルスがヒトに感染するようになったもので、重症の肺炎を起こします。当初の致死率は実に30％を超えました。その後、米国やヨーロッパ、さらには韓国や中国でも患者が見られましたが、徹底した感染者の隔離策が功を奏し、感染は収束しました。現在でもこのウイルスはアラビア半島の一部では検出されることがあるようですが、流行は収まりました。

ＭＥＲＳも、ＳＡＲＳと同様、パンデミックになりかけたのですが、幸い、その前の段階で収束しました。どちらもワクチンも治療薬もなかったのですが、不思議なことに、感染が自然に消えたのです。どうして感染が収束したのか、いまもってわかっていません。

これに対して、新型コロナウイルスは、感染しても致死率は数％以下で、病原性はそれほど高くないのですが、感染性が高く、世界的なパンデミックを引き起こしました。コウモリのウイルスがヒトに感染することで誕生したといわれています。感染すると、多くの人は軽い肺炎ぐらいで済みますが、高齢者は重症の肺炎を起こすことがあり、持病がある人に感染すると10％近い致死率を示すことがあります。つまり、このウイルスは、感染性が高いうえに、年齢によっては高い病原性を示す、なかなか面倒な病原体なのです。

感染すると80%は軽症のまま回復、5%は集中治療室へ

では、新型コロナウイルスに感染すると、実際にどのようなことが起きるのでしょうか。一般的な風邪ウイルスの場合、感染した数日以内に発症するのが普通です。ところが新型コロナウイルス感染症（COVID-19）は、平均5日前後で発症し、潜伏期間（感染した日から症状が出現するまでの期間）は最長で14日に及びます。つまり感染していても、2週間も症状が現れないこともあるのです。

不思議なことにCOVID-19は、感染しても症状が現れない方が感染者の5割近くもいます。こうした方の中には他人に感染させるだけのウイルス量を排出している場合もあり、無自覚のまま感染を広げているケースがあるようです。

有症状者に典型的な病態は、発熱、呼吸器症状（咳、痰、息切れ、咽頭痛）、頭痛、筋肉痛などです。ただし鼻水や鼻詰まりなどの頻度は低いといわれています（図2）。

全体的にインフルエンザやふつうの風邪によく似た症状ですが、嗅覚や味覚の障害を訴える方が多いのが特徴です。下痢や嘔吐などの症状は、近縁のコロナウイルスであるSARSやMERSよりは少なめですが、不安感や抑うつを訴える患者さんが多いといわれています。

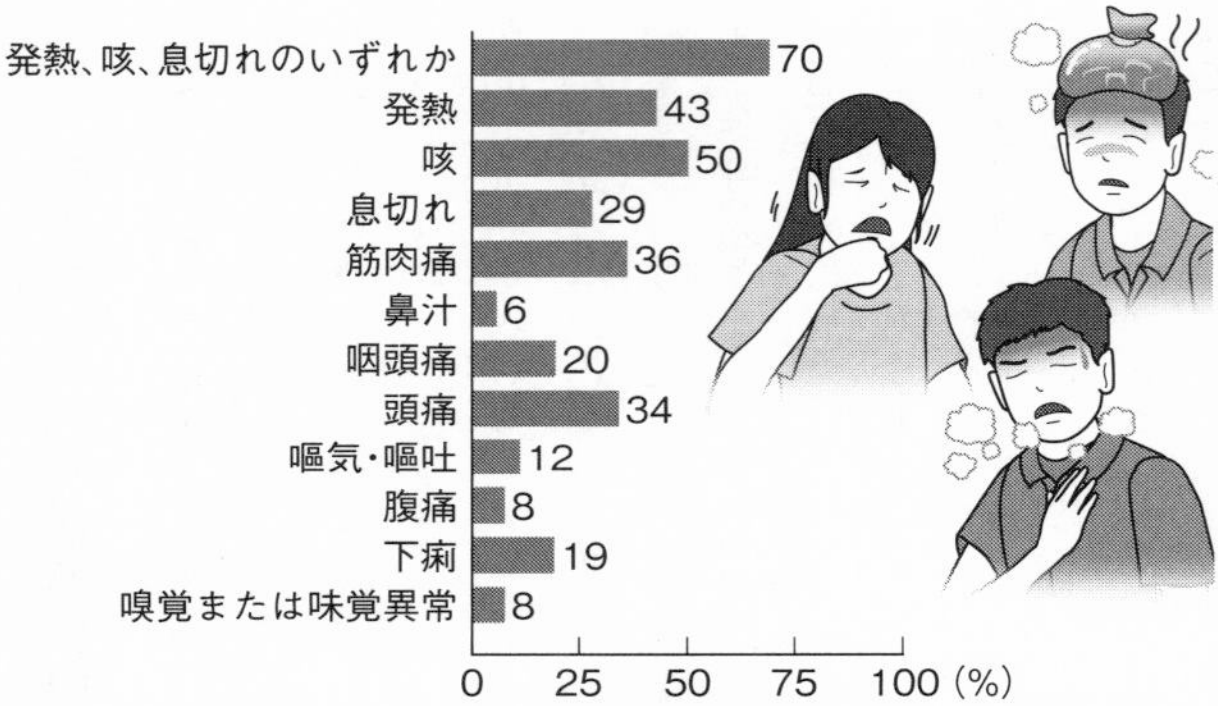

図2　米国で診断された37万人のCOVID-19患者における症状の頻度（「新型コロナウイルス感染症（COVID-19）診療の手引き　第5版」をもとに作成）

図3は、COVID-19の典型的経過です。約80％の方は軽症のまま治癒しますが、約20％が肺炎症状がひどくなり、5％が人工呼吸器を付けたり、集中治療室に入るようになります。インフルエンザの致死率は0・1％程度ですが、COVID-19の致死率は2〜3％程度ですから、決して「ただの風邪」ではありません。後述しますが、高齢になればなるほど重症化するリスクが高まりますから、かなり怖い病気です。

若い方にとってみればインフルエンザや軽い風邪のように見えるかもしれませんが、COVID-19の場合、重い後遺症が出る方がいます。

後遺症が出る頻度については、調査期間や国、時期によっても大きく異なりますが、ある

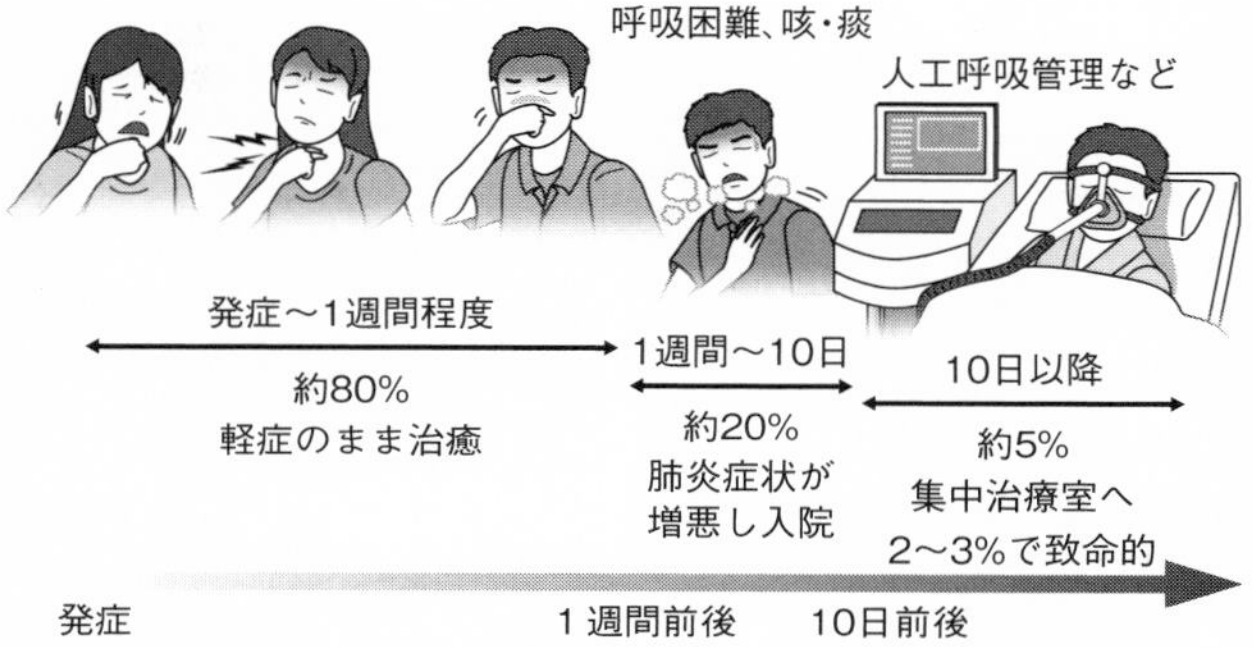

図3　COVID-19の典型的経過（「新型コロナウイルス感染症（COVID-19）診療の手引き　第5版」をもとに作成。中国における約4万症例の解析結果を元に作成（Wu, and McGoogan, JM. *JAMA* 323〈13〉:1239, 2020.年齢や基礎疾患などによって重症化リスクは異なる点に注意

※1調査では、発症から120日後においても、10%前後に、咳、倦怠感、味覚や嗅覚の異常などが続いていると報告されています。また、別の※2調査では、発症後6ヵ月でも20%に疲労感、10%前後に記銘障害が出ています。そして、特筆すべきは、発症後、1〜4ヵ月後に20%の患者さんに脱毛症状が出ている点です。こうした後遺症も「ただの風邪」にはありません。

インフルエンザをはるかに超える感染力

新型コロナウイルスの感染力は、インフルエンザウイルスを凌駕しています。パンデミック発生以来、私たちはマスクを着用して、手洗いや頻繁なアルコール消毒などの感染予防策を行ってきました。その結果、インフルエンザの感染者は激減しました。厚生労働省の推計による

※1　*Open Forum Infect Dis*, 7（11）: ofaa507, 2020.
※2　*Nat Med*, http://doi.org/10.1038/s41591-021-01433-3

と、2020年秋から2021年春にかけて、インフルエンザで医療機関を受診した患者は約1万4000人にとどまりました。例年であれば、日本国内のインフルエンザの感染者数は毎年約1000万人といわれています。2017〜2018年の1458万人と比べると、実に1000分の1程度まで激減したことになります。

感染力の強いインフルエンザをこれほどまでに減少させるほどの徹底的な予防策にもかかわらず、新型コロナウイルスの感染はいっこうに収まる気配がありません。

新型コロナウイルスの強力な感染力を生み出しているのが、「ステルス性」です。前述したように潜伏期間は最長で14日と長く、最も発症者が多いのは感染してから5日目と言われています。インフルエンザの潜伏期間が1〜2日間ですから、その潜伏期間の長さは際立っています（表1）。

インフルエンザは発病してから2〜3日後にウイルスの排出量がピークを迎えますが、COVID-19の場合は、症状が現れる発症日にウイルス排出量が最大になります。しかも、症状が現れる前から、他人に感染させるだけのウイルス量を排出しています。

これまでの研究で、新型コロナウイルスは、発症する3日前から他人を感染させるのに十分なウイルス量を放出していることがわかりました。また、ほとんどの二次感染は発症

	インフルエンザ	COVID-19
症状の有無	ワクチン接種の有無などにより程度の差があるものの、しばしば高熱を呈する	発熱に加えて、味覚障害・嗅覚障害を伴うことがある
潜伏期間	1〜2日	1〜14日（平均5.6日）
無症状感染	10% 無症状患者では、ウイルス量は少ない	数%〜60% 無症状患者でも、ウイルス量は多く、感染力が強い
ウイルス排出期間	5〜10日（多くは5〜6日）	遺伝子は長期間検出するものの、感染力があるウイルス排出期間は10日以内
ウイルス排出のピーク	発病後2〜3日後	発症日*
重症度	多くは軽症〜中等症	重症になりうる
致死率	0.1%以下	2〜3%

（「日本感染症学会提言　今冬のインフルエンザとCOVID-19に備えて」より転載）

表1　インフルエンザとCOVID-19の相違

5日までに起こっていました。つまり、コロナ患者は感染してから約1週間にわたって他人を感染させる危険があるわけです。

図4は新型コロナウイルスに感染した患者の経過とPCR陽性率の関係を描いたグラフです。横軸は、病気の症状が現れた発症日を0日とした場合の経過日数を示し、縦軸は、PCR検査でどれだけ陽性になるかを示しています。

グラフを見てわかるとおり、発症前の数日間は感染していてもPCR検査ではなかなか陽性になりません。ところが前述したとおり、この期間、患者はすでに二次感染を起こ

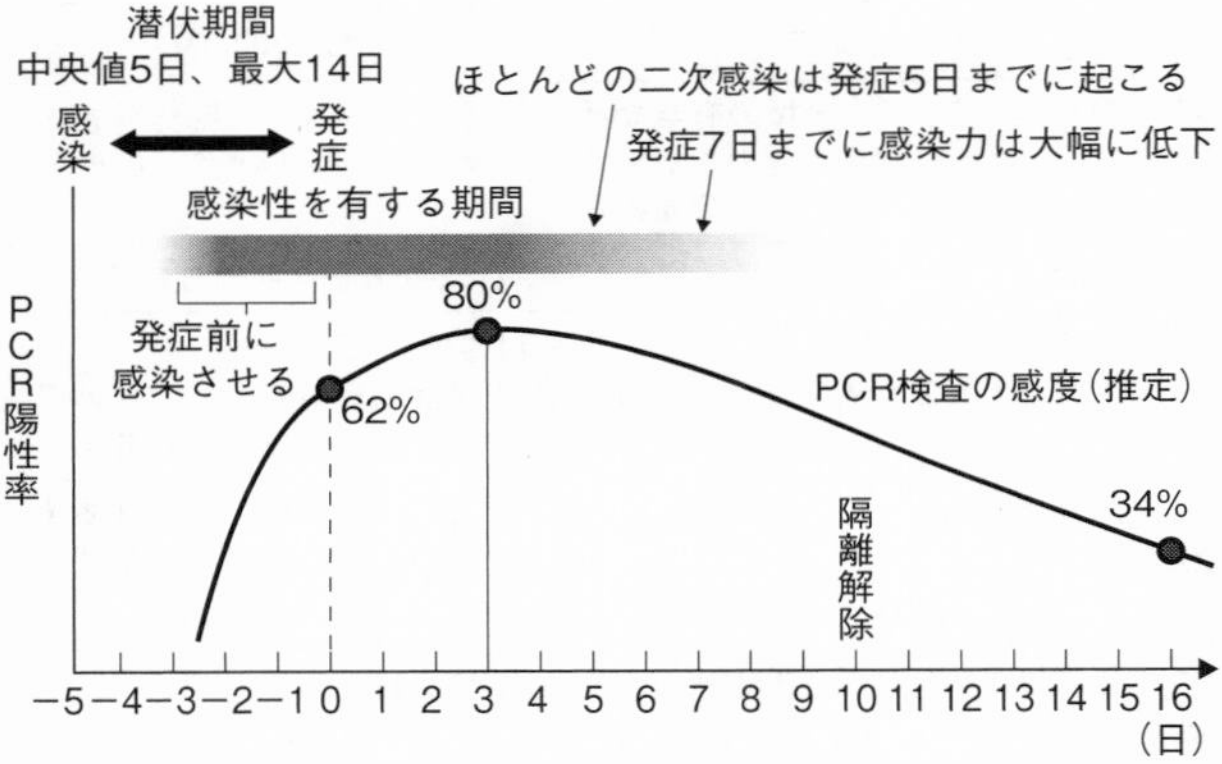

図4　新型コロナウイルスに感染した患者の経過とPCR陽性率の関係（沖縄県立中部病院・高山義浩先生作成の図をもとに作成）

すだけの大量のウイルスを放出しているのです。PCR検査はウイルス感染者をスクリーニングするきわめて有用な検査ですが、ウイルス放出量が最大に達する発症までの期間では、かなりの数を取りこぼしてしまうのです。

そして、症状が出たときでも、PCRの陽性率は一番高くて8割ぐらいです。それがだんだん下がっていきます。だいたい10日で隔離解除になりますが、この時点でもPCR検査をやると、3割から4割の人が陽性になります。しかし、この時点では、多くの場合、患者からは感染性のウイルスは出ていません。

つまり、ほとんどの二次感染は発症5日までに起きて、7日以降は感染力がほぼなくなっています。ところが、多くの医療機関では、ＰＣＲ検査陰性を退院の条件に使っているため、陽性反応が出ている限り、患者さんを退院させることができません。その結果、コロナ患者を収容する「コロナ病床」がすぐに満床になって、新型コロナの新規患者を受け入れることができずに「医療崩壊」を招いています。

大量のウイルスを撒き散らすスーパー・スプレッダー

これまでの疫学研究などで、新型コロナウイルスの感染者が二次感染を起こす能力には著しい個人差があることがわかってきました。政府の新型コロナウイルス感染症対策分科会（旧専門家会議）のクラスター対策を担当した東北大学大学院の押谷仁教授によると、感染者の約８割は誰にも感染させないにもかかわらず、残りのたった２割の人が複数の人に感染させているとのことです。このように一人で多くの人に感染させる能力がある患者のことを「スーパー・スプレッダー」といいます。

米国ハーバード大学、テュレーン大学、マサチューセッツ工科大学（ＭＩＴ）の共同研究チームが２０２１年２月23日発行の『米国科学アカデミー紀要（ＰＮＡＳ）』で発表した研究[※3]によると、新型コロナウイルスのスーパー・スプレッダーになりやすい要因として、「年齢」「ＢＭＩ（肥満度を表す指数）」「新型コロナウイルス感染症の経過」という３つ

※3　*Proc Nat Acad Sci USA*, 118(8):e2021830118.

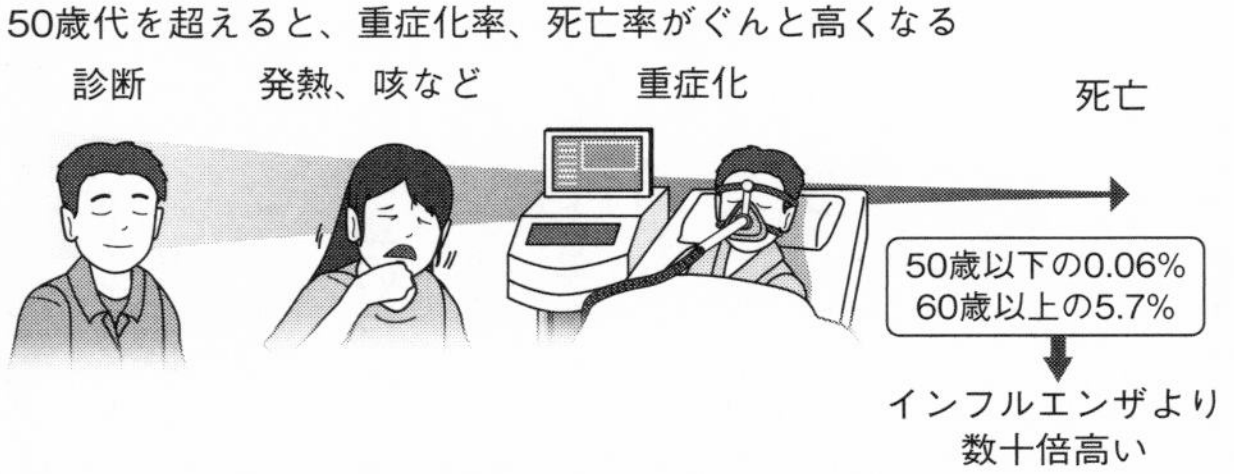

30歳代と比較した場合の各年代の重症化率

年代	10歳未満	10歳代	20歳代	30歳代	40歳代	50歳代	60歳代	70歳代	80歳代	90歳以上
重症化率	0.5倍	0.2倍	0.3倍	1倍	4倍	10倍	25倍	47倍	71倍	78倍

※「重症化率」は、新型コロナウイルス感染症と診断された症例（無症状を含む）のうち、集中治療室での治療や人工呼吸器による治療を行った症例または死亡した症例の割合。

図5　30歳代と比較した場合の各年代の重症化比率

があり、「高齢でBMIが高いほど、呼気に含まれる呼吸器飛沫の数が多い傾向がある」と報告しています。

スーパー・スプレッダーについてはまだまだ未解明なことが多いため、さらに詳細な解析を進める必要がありますが、こうした人々をいち早く見つけることができれば、感染拡大の勢いを止めることが可能になります。ウイルス粒子の存在を数秒とか10秒程度で見つけられるような「超」迅速診断キットの開発が待たれます。

世代で著しく異なる重症度

新型コロナウイルスの際立った特徴は世代によって病原性が大きく違って出てくることです。図5をごらんください。厚生労働省からのデータです。30歳代の重症化率を基準にすると、10歳未満は0・5倍、10歳代は0・2倍、20歳代でも0・3倍しかありません。

ところが、50歳代以上になると、様相はまったく変わってきます。重症化率は、50歳代で30歳代の10倍、60歳代で25倍、70歳代で47倍、80歳代は71倍、90歳代は78倍とどんどん上がっています。60歳以上の死亡率は5・7%に達します。20人感染したら、そのうちの1人以上が死亡する計算です。これはインフルエンザの死亡率より何十倍も高くなっています。高齢者にとっては、風邪とはまったく違う病気と見るべきです。

細胞侵入にかかる時間はわずか10分

新型コロナウイルスは、すでに単離されていて、塩基配列、アミノ酸配列はすべて明らかになっています。

図6は、新型コロナウイルスの概観図です。約30キロベースという大きなゲノムを持つRNAウイルスで、ウイルス粒子の直径は約0・1マイクロメートルです。それでもスギやヒノキの花粉が直径30〜40マイクロメートルですから、その数百分の1のサイズしかありません。

ウイルス遺伝子を収めたゲノムは、Nタンパク質（ヌクレオプロテイン）と複合体を形成

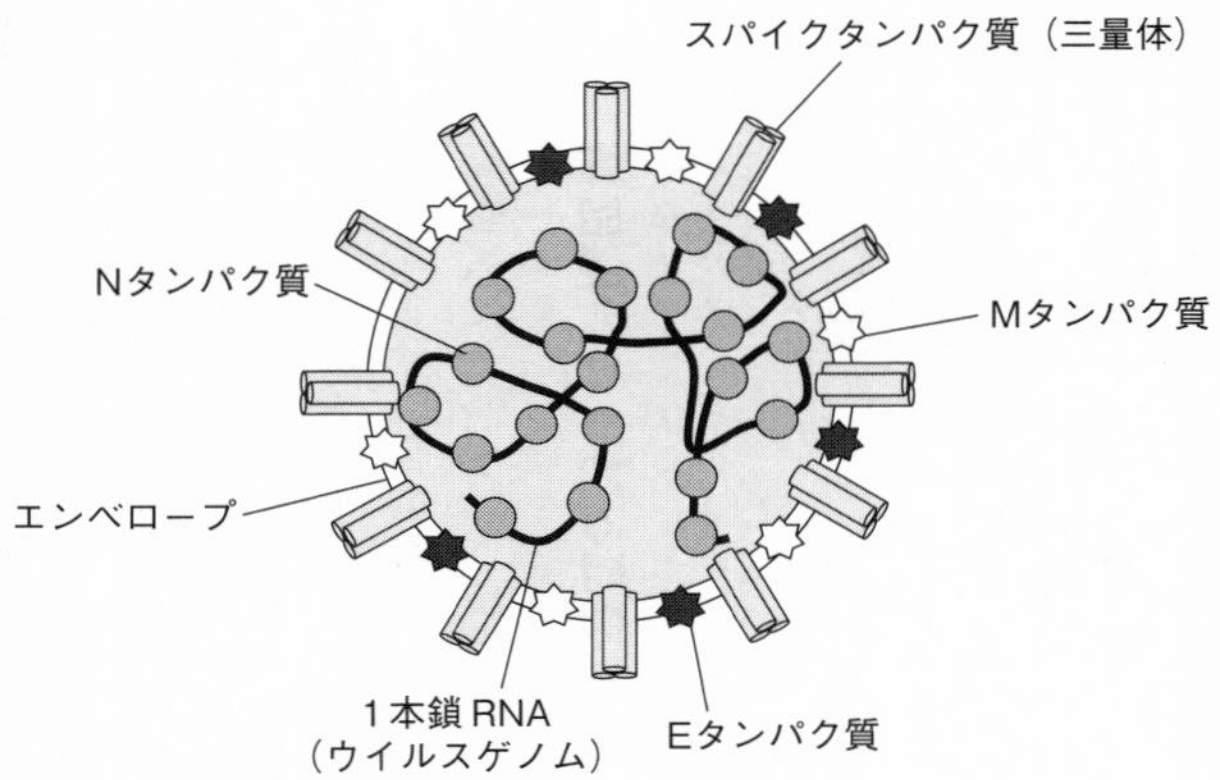

図6　新型コロナウイルスの概観図
（『新型コロナ 7つの謎』〈講談社ブルーバックス〉より転載）

し、エンベロープという袋に包まれています。エンベロープの表面には、スパイクタンパク質が外に向かって突き出ていて、これが、ヒトの細胞の表面にあるウイルス受容体と結合します。1ウイルス粒子当たり90〜100本ぐらいのスパイクタンパク質が突き出ていて、電子顕微鏡で見ると、あたかも王冠（コロナ）のように見えます。このためにコロナウイルスという名前が付けられました。

私たちヒトの細胞の表面には、血圧調節に関わるACE2という重要なタンパク質が発現しています。実は、コロナウイルスのスパイクタンパク質はこのACE2に化学的に結合しやすい性質を持っています。両者の関係は、「鍵」と「鍵穴」の関係に喩えられま

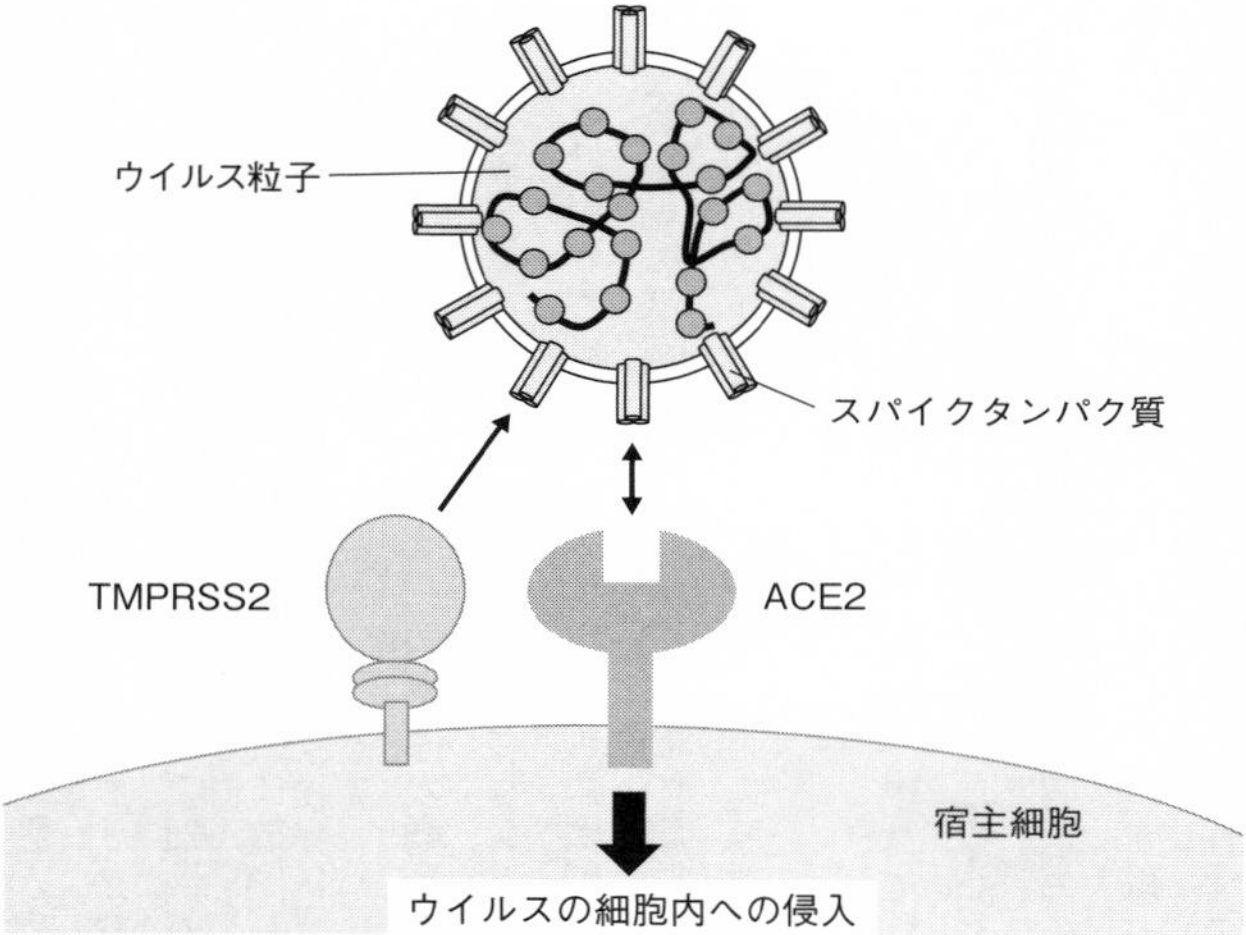

図7　新型コロナウイルスの細胞内への侵入

ウイルス上のスパイクタンパク質がACE2と結合すると、スパイクタンパク質が宿主細胞膜の上にあるタンパク質分解酵素TMPRSS2によって切断されるようになる
（『新型コロナ 7つの謎』〈講談社ブルーバックス〉より転載）

す。「鍵」となるのがスパイクタンパク質で、「鍵穴」となるのがACE2です（図7）。この「鍵」と「鍵穴」がピタリとハマると、コロナウイルスは細胞の内部に侵入することができます。

ウイルス上のスパイクタンパク質がACE2と結合すると、スパイクタンパク質が宿主細胞膜の上にあるタンパク質分解酵素TMPRSS2によって切断されるようになります（図7）。この切断がきっかけになり、スパイクタンパク質が分解・活性化して、ウイルス遺伝子をくるんだエンベロープと宿主細胞膜が融合します。そして、ウイルス粒子が宿主細胞の中に送り込まれます。この反応はわずか10分程度で起こります。

細胞に侵入したウイルスは、ヒトの細胞のタンパク質合成工場を乗っ取ることで自らのコピーを大量に作り出して、細胞外に放出します。このコピーが周辺の細胞に次々に感染していきます。

私たちのからだの中には、病原体の増殖を食い止めるしくみが備わっており、ウイルス感染が起きると、I型インターフェロンというタンパク質が作られます。I型インターフェロンは自らの細胞に働いてウイルスに抵抗する能力、すなわち抗ウイルス活性を与えます。感染した細胞だけでなく、周囲の細胞にも働いて抗ウイルス活性を与えます。その結果、普通のウイルスであれば、細胞に感染することに成功しても、私たちの免疫系によって、すぐに抑え込まれてしまいます。

ところが、新型コロナウイルスの場合には、しばしばI型インターフェロンがうまく作られず、ウイルス排除が滞るようになります。このため、火事によって隣接する家屋が次々に延焼していくように、感染が周辺の細胞に広がっていきます。

体内に侵入した新型コロナウイルスが取り付くACE2は、気道の内側を覆う上皮細胞の細胞膜上に存在し、特に肺の中に存在するII型肺胞上皮細胞や腸管上皮細胞の細胞膜上に多く発現しています。このために、新型コロナウイルスは肺だけでなく、腸にも感染します。

さらに個人差はありますが、口腔粘膜、鼻腔粘膜の上皮細胞、さらには血管内皮細胞や脂肪細胞にもこのACE2が存在しますので、感染がひどくなると、全身のいたるところで炎症が広がり、急激に全身症状が悪化していきます。

ひとたび感染が始まると、感染は鼠算的に広がります。1個のウイルスが細胞内に入ると、10時間後には約1000個のウイルス粒子になって細胞外に放出されます。そして、新たに感染した細胞でも、感染した10時間後には1個の感染細胞から1000個のウイルスが放出され、その周りの1000個の細胞に感染します。このように10時間ごとにウイルス感染細胞は1000倍、そのまた1000倍という形で加速度的に増えていきます。

高齢者や基礎疾患がある人が重症化するのはなぜ?

高齢者は若い世代に比べてもともと「免疫力」が劣るところに、新型コロナウイルス感染によってI型インターフェロンの産生能力がさらに抑えられるため、ウイルスの増殖に歯止めがかからなくなります。

高齢者だけでなく、基礎疾患があると重症化のリスクが高くなります。表2は、優先ワクチン接種の対象となる基礎疾患のリストです。これらの疾患を抱えている人は、新型コロナに感染すると重症化するリスクが高いため、優先的にワクチン接種を受けることが認められています。

新型コロナウイルス感染症の症例データベース研究でも、日本人の重症化する要因として、65歳以上の高齢者、慢性閉塞性肺疾患、慢性腎臓病、糖尿病、高血圧、心血管疾患、肥満などが挙がっています。

こうしたリスク群の多くが慢性炎症とよばれる病気です。慢性炎症とは、文字通りだらだらと弱い炎症が持続する病気なので、炎症反応を引き起こすサイトカインが常時たくさん作られています。いうなれば、新型コロナウイルスに感染する前から、からだが炎症を起こしている状態です。すでに小火《ぼや》が起こりかけているところに、新型コロナウイルスが全身で「大火災」をもたらすので、重症化しやすくなるのです。

意外に思われるかもしれませんが、肥満も慢性炎症の一種と考えられています。実は、肥満の人は、脂肪組織で慢性的に炎症が起こっています。そのため新型コロナウイルスに感染して気道が炎症を起こすと、それが引き金になって、全身の脂肪組織の炎症が進み、サイトカインストームとよばれる過剰な免疫応答に歯止めがかからなくなり重症化す

1. 以下の病気や状態の方で、通院／入院している方
1. 慢性の呼吸器の病気 2. 慢性の心臓病（高血圧を含む。） 3. 慢性の腎臓病 4. 慢性の肝臓病（肝硬変等） 5. インスリンや飲み薬で治療中の糖尿病又は他の病気を併発している糖尿病 6. 血液の病気（ただし、鉄欠乏性貧血を除く。） 7. 免疫の機能が低下する病気（治療中の悪性腫瘍を含む。） 8. ステロイドなど、免疫の機能を低下させる治療を受けている 9. 免疫の異常に伴う神経疾患や神経筋疾患 10. 神経疾患や神経筋疾患が原因で身体の機能が衰えた状態（呼吸障害等） 11. 染色体異常 12. 重症心身障害（重度の肢体不自由と重度の知的障害とが重複した状態） 13. 睡眠時無呼吸症候群 14. 重い精神疾患（精神疾患の治療のため入院している、精神障害者保健福祉手帳を所持している、又は自立支援医療（精神通院医療）で「重度かつ継続」に該当する場合）や知的障害（療育手帳を所持している場合）
2. 基準（BMI 30以上）を満たす肥満の方
＊BMI 30の目安：身長170cmで体重約87kg、身長160cmで体重約77kg。

表2　優先ワクチン接種の対象となる基礎疾患の内容

る危険があります。

ただし、これらの持病があっても、きちんと治療をして、状態がコントロールされていれば、決して重症化のリスクが上がるわけではありません。

最も有効な対策はワクチン接種

新型コロナウイルスを標的とする医薬品が世界中で開発されていますが、現時点では、感染者の症状悪化を食い止める薬はあるものの、病気を根治させる特効薬は存在しません。感染した場合の重症化リスクを考えると、現時点では、ワクチンを接種することで感染リスクを下げるのが最も合理的です。では、ワクチンを接種することで、どれだけ感染や発症を予防できるのでしょうか。そして、本当にワクチンを接種しても安全なのでしょうか。本編では、皆さんが一番知りたい情報を、科学的エビデンスに基づいて丁寧に説明していきます。

第1章

新型コロナワクチンは本当に効くのか？

本章では次のような不安・疑問が解決します

Q. ファイザー製とモデルナ製、どちらを選んだらいい？

Q. ワクチン接種で、発症・重症化・感染リスクはどれだけ低下するか？

Q. 予防効果はいつまで持続するか？

Q. インド型変異株へのmRNAワクチンの有効率は？

新型コロナワクチンを少なくとも１回接種した人の割合

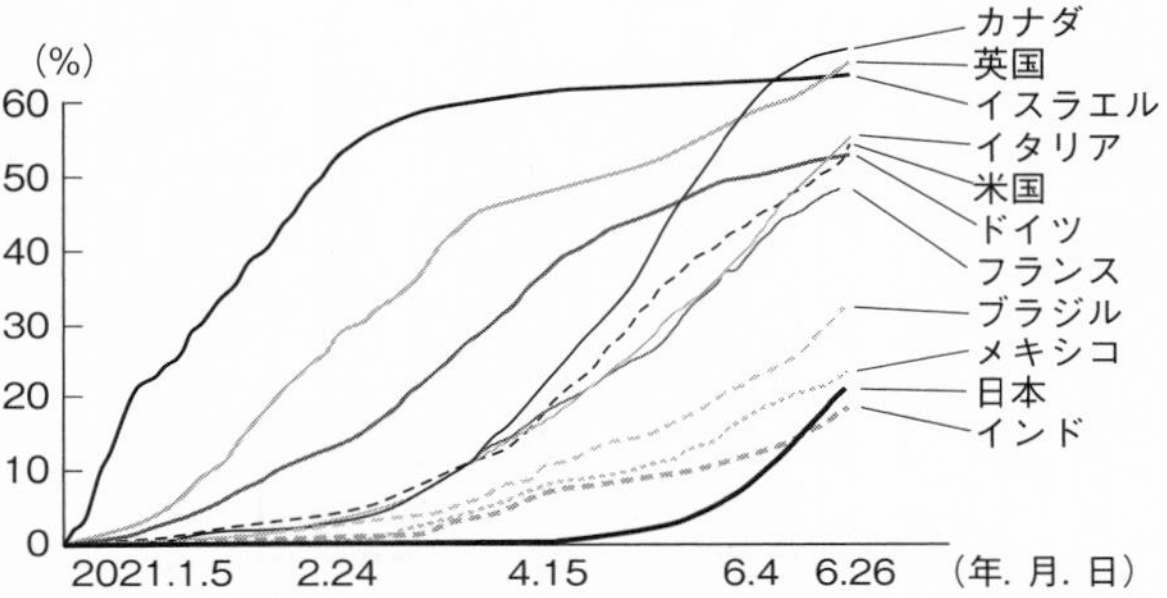

図1-1　世界の主要国のワクチン接種状況（Our World in Dataの2021年6月27日データをもとに作成）

ワクチンは、新型コロナウイルス感染症対策の切り札と期待されています。２０２０年末からイスラエルと英国で接種が始まったのを皮切りに、先進国が競うようにワクチン接種を進めています。２０２１年6月末には、イスラエル、カナダ、英国では、少なくとも1回ワクチンを接種した国民の割合は60％を超え、米国、イタリア、ドイツも50％を超えています（図１－１）。これに対して、日本では、7月27日時点少なくとも1回接種した人は４７５９万人と全人口比で約37％にとどまっています。

しかしながら、国を挙げた取り組みがようやく軌道に乗りはじめ、状況はかなり改善されてきました。6月9日、菅義偉首相は国会で「10月から11月にかけて希望する方すべてで終えることを実現したい」という目標を発表しました。ワクチンの在庫不足などの紆余曲折がありますが、遅くとも年末もしくは年明けには大半の希望者はワクチン接種できるようになるはずです。

ファイザー製とモデルナ製、どちらを選ぶ？

「ワクチン接種が遅れているのは先進国では日本だけで、コロナ敗戦国だ」などと批判されていますが、ワクチン確保については、日本は優秀な成績を収めています。日本政府が確保しているワクチンは、2021年6月上旬時点で、ファイザー製が1億9400万回分（9700万人分）、モデルナ製が5000万回分（2500万人分）、英アストラゼネカ製が1億2000万回分（6000万人分）に達しています。

大規模な感染拡大を防いだ「優等生」とされる台湾やシンガポールもワクチン確保に苦労しています。台湾は、約2400万人の国民に対して2000万回分のワクチンを注文していますが、5月時点では30万回接種分の在庫しかなく、シンガポールも海外からの輸入が思うように入らず、とても困っているとのことです。すでに日本は、総人口以上のワクチンを確保して順調に供給されているわけで、この点は高く評価してよいと思います。

ファイザー製は2021年2月、モデルナ製とアストラゼネカ製は2021年5月に薬事承認され、国内では現在3種類の新型コロナワクチンが使用できるようになっています。しかし、アストラゼネカ製のワクチンは、海外で接種後に若年層でも血栓を発症したケースが報告されているため、2021年6月下旬時点では公的接種は行われていません。日本ではこのほか、2021年2月に米国で緊急使用許可が認められたジョンソン・エンド・ジョンソンのウイルスベクターワクチンが5月に承認申請されています。

mRNAワクチンはウイルスの遺伝情報（mRNA）の一部を主成分にするという新技術を用いています。ここでmRNAについて簡単に説明します。われわれの遺伝情報はDNAに保存されています。DNAの情報は、まずRNAに「転写」され、次にRNAからタンパク質へと「翻訳」されることで、DNAの情報がタンパク質に変換されて読みだされます（図1－2）。つまり、「DNA→RNA→タンパク質」という遺伝情報の流れが、生命の営みの基本的な反応です。この過程で作られるRNAはタンパク質を合成する「指令」を写し取ったものであり、mRNA（メッセンジャーRNA）とよばれます。タンパク質に「翻訳」される遺伝情報を含んでいます。新型コロナワクチンは、ウイルスのスパイクタンパク質に相当する部分のmRNAを脂質の膜で包み、安定化したものです。

一方、アストラゼネカ製のウイルスベクターワクチンは、無毒化した風邪（アデノ）ウイルスを遺伝情報のベクター（運び屋）にして体内で弱い感染を起こして、細胞内に入り込み、DNAを放出します。放出されたDNAは、細胞内でRNAに翻訳されます。そこ

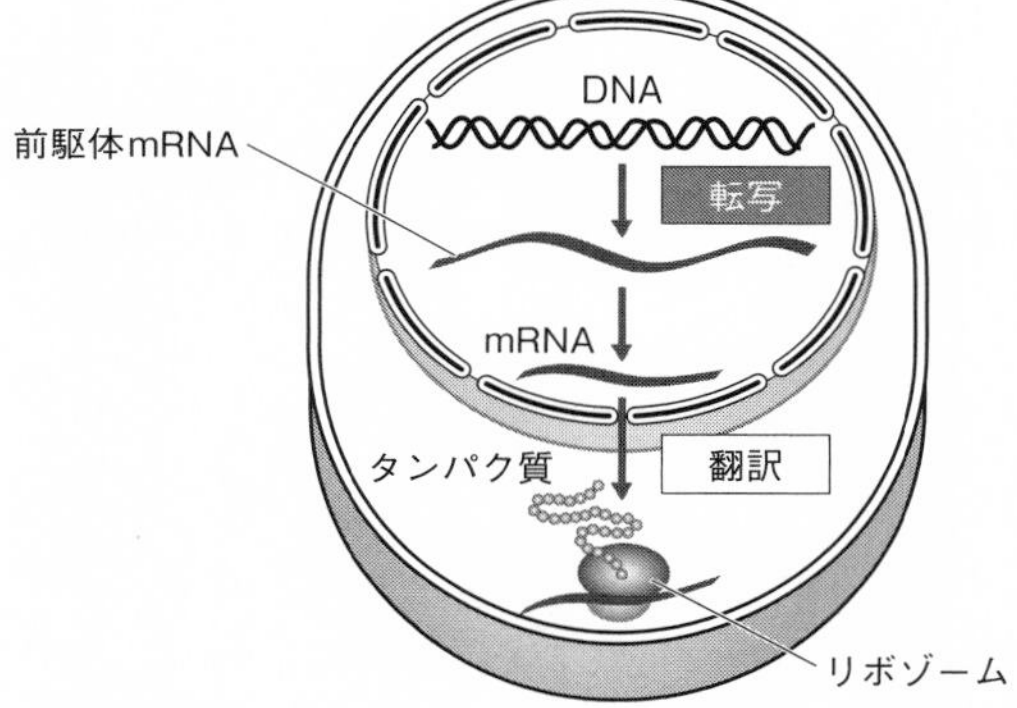

図1-2　DNA→RNA→タンパク質、遺伝情報からタンパク質合成までの流れ

からの反応はmRNAワクチンとほぼ同じです。これらのワクチンが働くしくみについては、第3章と第4章で詳しく解説します。

2021年6月下旬時点で、日本国内で接種可能なのは、以下の2つのワクチンです。

●ファイザー社
ワクチン名：コミナティ
薬事承認：2021年2月14日
ワクチンタイプ：mRNAワクチン　接種回数：2回　接種間隔：3週間間隔

●モデルナ社
ワクチン名：COVID－19ワクチンモデルナ
薬事承認：2021年5月21日

ワクチンタイプ：mRNAワクチン　接種回数：2回　接種間隔：4週間間隔

皆さんが最も気になるのがワクチンの効き目でしょう。新型コロナワクチンには、①発症予防（発症者が減少する）、②重症化予防（死亡・入院などの重症患者が減少する）、③本人及び周囲への感染予防（ワクチンを接種した人が感染しない、周囲にも感染を広げない）の3つの効果が期待されています。①については、ファイザー社とモデルナ社が公表している臨床試験のワクチン有効率は、ファイザー製が95％、モデルナ製が94％です。モデルナ社の有効率がやや劣りますが、ほとんど差がないレベルで、いずれも驚異的ともいえる有効率です。持病のある人や65歳以上の高齢者にも高い有効率が示されています。副反応については第2章で説明しますが、いずれもインフルエンザワクチンより少し強いものの、そのリスクは大きくはありません。

ファイザー製が先行して供給されたこともあり、自治体が予約のための接種券を配って行う接種には主にファイザー製が使われることが多いようです。モデルナ製については、大規模接種会場や企業内での集団接種に主に使われています。お住まいの自治体によっては、ファイザー製とモデルナ製ワクチンのいずれかを選べる環境にある方がいらっしゃるかもしれません。いずれもmRNAワクチンで、発症予防、重症化予防についてもほ

	ファイザー／ビオンテック	モデルナ	アストラゼネカ	ヤンセン（ジョンソン&ジョンソン）
形状	mRNAを脂質膜で包んだもの	mRNAを脂質膜で包んだもの	アデノベクター内にスパイクタンパク質DNAを封じ込めたもの	アデノベクター内にスパイクタンパク質DNAを封じ込めたもの
保存条件	超低温冷蔵庫（−70℃） 4℃で最大5日間	冷凍庫（〜−25℃） 4℃で最大30日間	冷蔵庫（〜4℃）	冷蔵庫（〜4℃）
接種スケジュール	2回：3週間間隔	2回：4週間間隔	2回：4〜12週間間隔	1回 2回の場合は8週間間隔
発症予防効果	95%	94%	70%	70〜80%
重症予防効果	（+++）	（+++）	（++）	（++）
変異株への反応性低下	軽度低下	軽度低下	株によっては大きく低下？	株によっては大きく低下？
通常の副反応	他のワクチンより少し強い	他のワクチンより少し強い	他のワクチンより少し強い	他のワクチンより少し強い
まれな副反応	アナフィラキシー （〜20万人に1人）	アナフィラキシー （〜35万人に1人）	自己免疫性血栓症 （100万人に5〜10人？）	自己免疫性血栓症 （100万人に5〜10人？）
接種を避けるべき人	アナフィラキシー経験者 （特にポリエチレングリコール）	アナフィラキシー経験者 （特にポリエチレングリコール）	アナフィラキシー経験者 （特にアストラゼネカ接種後）	アナフィラキシー経験者 （特にヤンセン接種後）

表1-1　日本国内で薬事承認もしくは承認申請中の新型コロナワクチンの特徴

ぼ同等の効果で、副反応のリスクも大差はなく、どちらを選んでも問題はないでしょう。

専門家でさえ予想できなかった驚異的な有効率

2つのワクチンの有効率は、季節性インフルエンザワクチンの有効率30〜60％と比べて非常に高い数値です。重症化予防効果についてもファイザー製、モデルナ製とも非常に高くなっています。正直なところ、2020年時点では、私もここまで高い効果が得られるとは思っていませんでした。専門家でもここまで優れた成績が得られると予想した人は少なかったのではないでしょうか。

製造承認を得るにあたり、ファイザー社は海外6ヵ国（米国、ドイツ、トルコ、ブラジル、アルゼンチン、南アフリカ）で約4万人、モデルナ社は米国の約3万人の被験者を対象に大規模な臨床試験を行いました。両社はワクチンを接種する人とプラセボ（生理食塩水）を接種する人に分け、2回ワクチンを接種した後に、発症がどの程度抑制されるかを比較しました。

①発症予防と②重症化予防については、これらの臨床試験できわめて高い効果が証明されました。効果の測定が難しいのが、③感染予防効果です。厳格に定義できる「発症」に比べて、「感染」の判定は簡単ではありません。とりわけ他人に感染させる能力について

は、これを正確に測定するのは困難です。感染予防効果を測定するには、ワクチン接種群と非接種群の2つのグループに分け、2回の接種の後に定期的に全員にPCR検査や抗体・抗原検査などを行ったうえで、ワクチン接種群でどれだけ感染リスクが抑えられたかを統計的に証明する必要があります。

新型コロナウイルス感染症は、症状のない人（無症候性感染者）が感染者の3割から約半数を占めるといわれています。つまり、発症こそしていないものの感染している人が多いのです。ワクチン接種によって、こうした無症候性感染まで予防できるのかどうかについてはより慎重に判断する必要があります。

ただし、すでにイスラエルで得られているデータ[※1]ではワクチン接種者がPCR陽性となってもきわめてCt値が高く（＝ウイルス排出量が非常に低く）、感染が起きても非常に軽くて済み、またワクチン接種者全体でPCR陽性者数が激減していることを見ると、明らかに感染予防効果があることがわかります。

積極的なワクチン接種で新規感染者が激減したイスラエルと英国

「3本の矢」の揃ったmRNAワクチンをいち早く国民に接種したイスラエルと英国では、目に見えて新規感染者が減少に転じました。

※1 *medRxiv*, https://doi.org/10.1101/2021.02.06.21251283

イスラエルでは２０２０年12月中旬から英国変異株（アルファ株）が猛威を振るい、感染者が急増し、12月末頃からファイザー製のｍＲＮＡワクチンの１回目の接種が始まりました。当初は感染者が減らず、ロックダウンを導入したものの、それでも事態は改善しませんでした。ところがワクチンの2回目の接種が始まって約2週間後から感染者の増加が頭打ちとなり、やがて急激に減少し始めました（図１－３）。ワクチンの接種率が約6割の時点（4月11日）で、1日当たりの新規感染者数は１２２名。これはピークだった２０２１年1月20日の1万２１３名のほぼ80分の１です。

ただし、イスラエルはその後、流行が英国型変異株（アルファ株）からインド型変異株（デルタ株）に変わり、また一時の効果に気をよくして社会的制限をすべて撤廃したこともあり、6月末から感染者が急増し、8月末には毎日1万人を超える状態です。これはワクチンの感染予防効果が当初の90％台から50％台に下がっているのと、2回未接種者が国民の4割近くいるためです（12歳以下も含む）。しかし、重症化や入院を抑える効果は相変わらず90％ですので、デルタ株に対してもワクチンの効果はしっかり出ています。

英国も積極的なワクチン接種で劇的に状況が改善しました。２０２１年1月上旬には１日当たり新規感染者数が過去最悪の6万７８０３人になりましたが、ワクチン接種が進むにつれて急激に感染者数が減少し、5月中旬には２０００人を切るまでになり、6月１日に

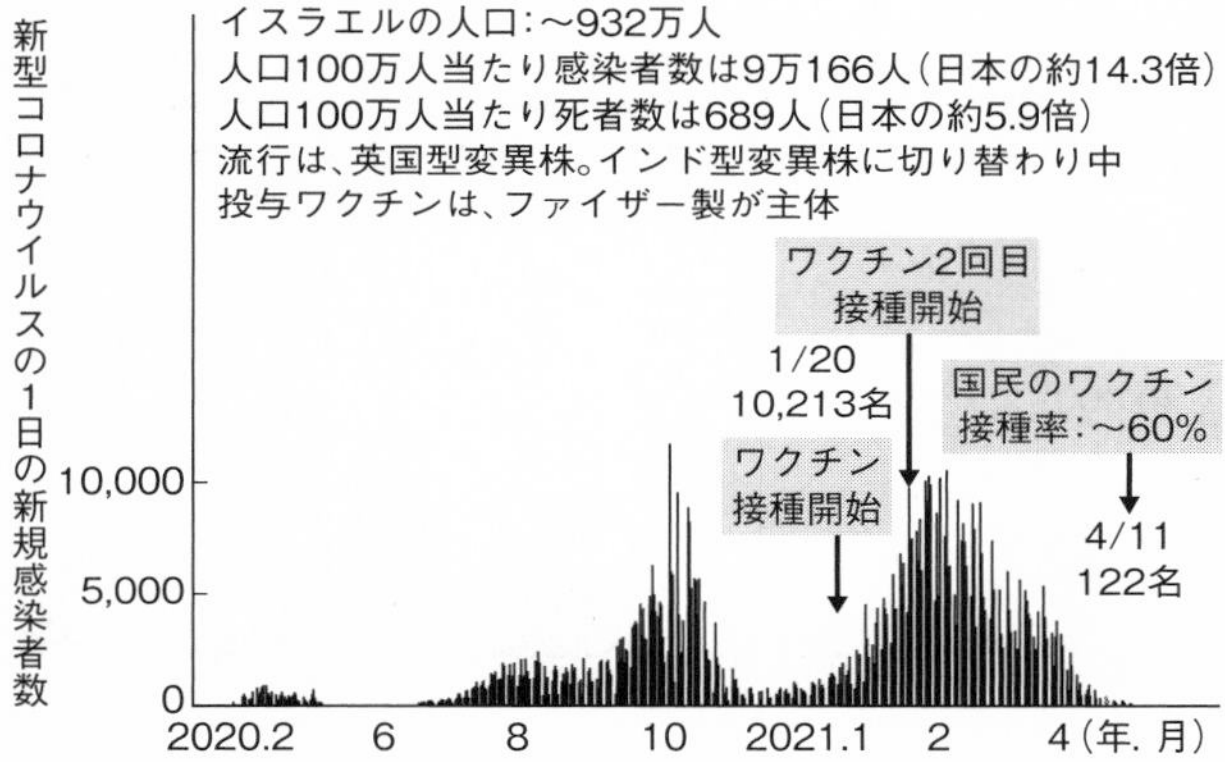

図1-3　イスラエルの1日の新規感染者数の推移（2021年6月28日時点）

は、新型コロナウイルスによる死者数がついにゼロになりました（図1-4）。

感染力を増したインド型変異株（デルタ株）が流行していることもあり、5月末から増勢に転じ、7月末には新規感染者5万人を超える勢いですが、新規感染者の大半はワクチンの未接種者です（詳しくは第5章で説明します）。2回のワクチン接種者で感染する人はきわめて少数です。もし英国のワクチン接種が遅れていたら、インド型変異株による爆発的な感染は避けられなかったでしょう。

予防効果はいつまで持続するのか

日本で接種できる2つのmRNAワクチンは、①発症予防、②重症化予防、③感染予防という「3本の矢」が揃った画期的なワクチ

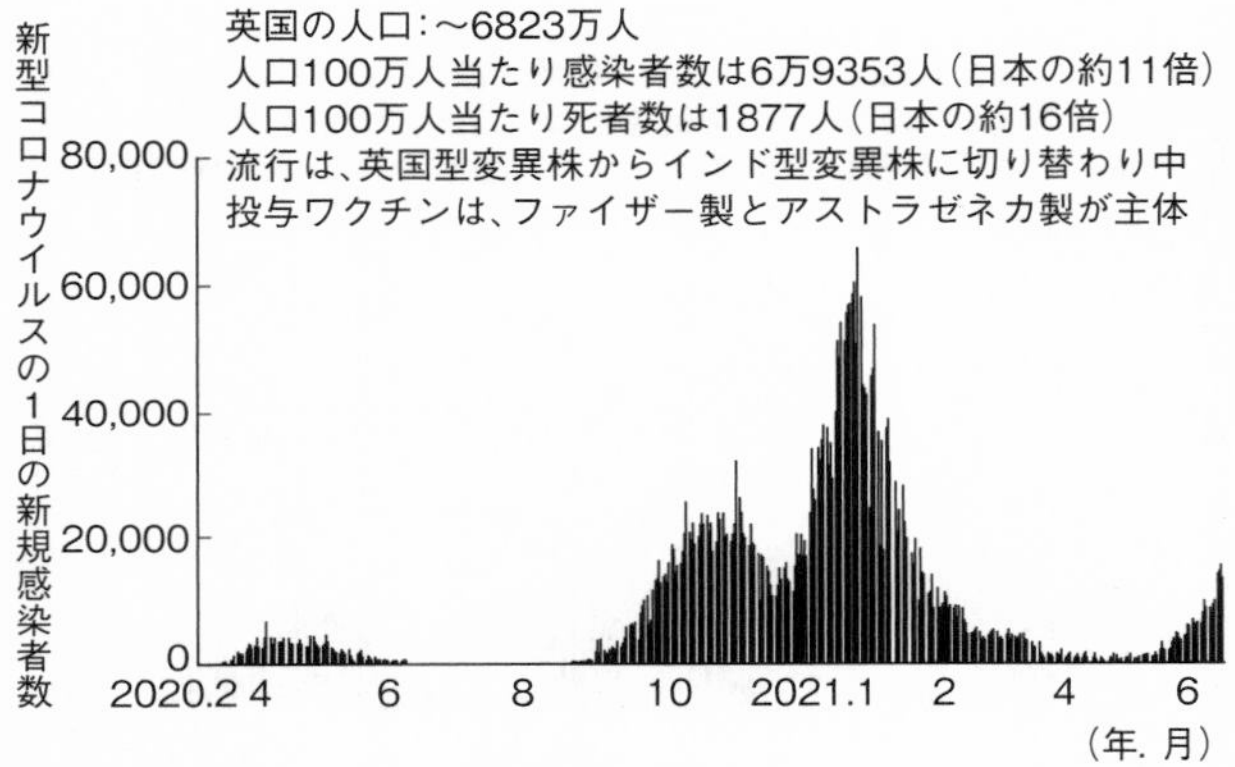

図1-4　英国の1日の新規感染者数の推移（2021年6月28日時点）

ンですが、その効果はどれだけ持続するのでしょうか。

海外の最近のデータ[※2]（2021年4月）では、ウイルスを無力化する中和抗体の持続性で見る限り、mRNAワクチンの効果は少なくとも6ヵ月以上は持続することがわかっていて、抗体の減少曲線を見ると、最低でも半年、うまくいけば1年ぐらいは中和抗体[章末註]が高いレベルで残存すると思われます。すなわち、mRNAワクチン2回接種により、おそらく1年間ぐらいは感染を防ぐことができるレベルの免疫効果が持続すると考えられます。

実は、ワクチンの効果の持続期間は、ワクチンの種類によって大きく異なります。表1－2は、米国の科学記者のジョン・コーエン氏が『Science』誌2019年4月号に書

※2　*Nat Med*, https://doi.org/10.1038/s41591-021-01377-8

いた記事からまとめ直したものです。ここでいう「効果持続期間」とは、ワクチンの当初の効果が50％以下に減弱する時間のことです。これを指標にすると、ワクチン効果が、非常に長く持続するものと、逆に非常に短いもの、そして、その中間のもの、と分けることができます。

ワクチンの種類	効果持続期間
破傷風	＞50年
風しん	＞50年
麻しん（はしか）	＞50年
ジフテリア	＞50年
HPV（子宮頸がん）	＞30年
おたふく風邪	～20年
百日咳	～3年
インフルエンザ	～4ヵ月

表1-2　ワクチンの効果持続期間

たとえば、破傷風、風しん、麻しん（はしか）、ジフテリアなどに対するワクチンの効果は、50年以上持続し、今、問題になっている子宮頸がん（HPV）ワクチンでも30年以上の効果があるようです。

一方、百日咳ワクチンは3年程度と短く、インフルエンザワクチンに至っては、その効果はなんと4ヵ月程度という短さです。つまり、秋にワクチンを打つと、実際にインフルエンザが流行る季節（冬）の後半ではその効果はかなり薄くなってしまっている可能性があります。

新型コロナウイルスは、インフルエンザウイルスと同じRNAウイルスです。一般にRNAウイルスは遺伝子変異の頻度が高いといわれています。しかし、新型コロナウイルスは、遺伝子変異を修復する機構を持っており、こうした機構を持たないインフルエンザよりも、変異は発生しにくいと言われています。現時点では明確なことはわかりませんが、海外のデータを見る限り、このワクチンはインフルエンザよりは効果持続期間は長そうです。とはいえ、麻しんのように一度打てば、50年以上効果が持続するとは考えにくく、1～2年に1回程度の接種を続けていく必要がありそうです。

それにしても、同じ獲得免疫を刺激しているにもかかわらず、なぜ感染症の違いによってこのような大きな差が生まれるのでしょうか。実は、その理由はほとんどわかっていません。現時点でわかっているのは、たとえば、ワクチン接種によって体内に病原体特異的なメモリー・リンパ球（特定の病原体に出会ったことを覚えているリンパ球）とよばれる細胞ができて、この細胞が体内で生き続けると、免疫学的記憶が持続して、ワクチン効果も続く、ということです。T細胞とB細胞のどちらにも、このようなメモリー・リンパ球ができます。

しかし、どのようにしてメモリー・リンパ球が体内で生み出され、どのように維持されているのか、そのメカニズムについてはわからないことばかりです。これは生物学の未解決問題のひとつで、この謎を解明した人には、恐らくノーベル賞が与えられるでしょう。

インド型変異株（デルタ株）にもワクチンは有効なのか

新型コロナウイルス感染のニュースが日本に入ってきたのは2020年1月。中国・武漢で確認されたウイルスは数ヵ月で小さな変異が生じ、ヒトの細胞表面にある受容体に結合するスパイクタンパク質の構造が変わったことで感染力を増し、短期間で全世界に広がりました。その後も新型コロナウイルスは変異を続けており、感染力の高い英国型変異株（アルファ株）、南アフリカ変異株（ベータ株）、ブラジル型変異株（ガンマ株）が相次いで登場しています（表1－3）。2021年に入ると、英国型変異株より60％近く感染力の高いインド型変異株（デルタ株）が登場して、日本国内でも急速に感染拡大する兆しを見せています。

こうした変異株に対してはワクチンの効果が減弱する可能性が危惧されています。日本国内で接種が進んでいるファイザー製やモデルナ製ワクチンは、現在猛威を振るっている英国型変異株や拡大の兆しを見せているインド型変異株に対して効果があるのか気になるところです。

まず、5月22日に英国の新聞『ガーディアン』では、インド型変異株（デルタ株）が流

種類	特徴	主な変異
アルファ型 （英国変異型：B.1.1.7）	国内で最も多く検出 感染力が強い（×1.5？）	N501Y
ベータ型 （南アフリカ変異型：B.1.351）	感染力が強い？ ワクチンが効きにくい？	N501Y/E484K
ガンマ型 （ブラジル変異型：P.1）	感染力が強い？ ワクチンが効きにくい？	N501Y/E484K
デルタ型 （インド変異型：B.1.617.2）	感染力が強い？ ワクチンが効きにくい？	E484Q/L452R
イプシロン型 （カリフォルニア変異型：B.1.429）	感染力が強い？ ワクチンが効きにくい？	L452R

N：アスパラギン、Y：チロシン、E：グルタミン酸、K：リジン、
Q：グルタミン、L：ロイシン、R：アルギニン

ウイルスの遺伝子が変異したために、スパイクタンパク質の形が少し違う。
そのために感染力が強くなっていることがある＝体内で増えやすい

表1-3　新型コロナウイルスの主な変異株

行りだしたイギリスにおいて、ファイザー製ワクチン、アストラゼネカ製ワクチンともに変異株の流行をよく抑えていることを報道[※3]しています。

元データは英国公衆衛生庁が発表したものです。それによると、これらのワクチンが英国型変異株に対しても良い発症予防効果をもたらしています。これまでの株に対するよりもわずかに効果が低めですが（ファイザー製で93％ vs. 88％、アストラゼネカ製で66％ vs. 60％）、それでも高い有効性が示されています。アストラゼネカの数値はやや低めに

※3　https://www.theguardian.com/world/2021/may/22/pfizer-and-astrazeneca-highly-effective-against-india-covid-variant?fbclid=IwAR3dAfCw0ZCKteyxZfN2D4lpl3ISVimjFTexlKmjy08VSKrG1o2yzATmPCg

見えますが、接種回数が1回の人が多いためで、おそらく2回目の接種者が増えるにつれてこの有効率はもっと良くなることでしょう。2回目の接種により免疫効果がぐんと上がるというのは、免疫学的に考えれば当然のことで、ウイルス防御には中和抗体だけではなく、その他の種類の抗体や、さらにはT細胞、NK細胞なども関与し、いずれもが2回目の接種により活性化され、強く働くことが期待されるからです。

また、6月3日号の英国医学誌『Lancet』に出た論文[※4]では、やはり英国の研究グループが、ファイザー製ワクチンの1回接種と2回接種をした時のインド型変異株や他の変異株に対する中和抗体のでき方を比較検討しています。その結果は、インド型変異株に対しては、確かに1回接種では若干中和抗体ができにくいというものでした。この傾向は被接種者の年齢が高いほど顕著でした。しかし、2回接種だと、年齢にかかわらず、多くの人で十分に中和抗体ができていました。この時には、インド型変異株だけでなく、それ以外の変異株に対しても、高い中和抗体価が見られました。つまり、英国の状況を見ると、ファイザー製ワクチンの2回接種により、インド型を含む種々の変異株に十分対応が可能であることが示唆されます。

さらに、カタールでは南アフリカ型変異株（ベータ変異株）が流行していますが、この変異株による重症化抑制に関してもファイザー製ワクチンが有効であることを示すデータが

※4 *Lancet*, https://doi.org/10.1016/s0140-6736(21)01290-3

『New England Journal of Medicine』誌に出ています。[※5]そのデータによると、感染予防については英国型変異株89・5%という高い効果を示し、南ア型には75%と若干低い効果でした。ただし、重症化を防ぐ効果については英国型にも南ア型にも約95%という高い抑制効果を示していました。

これらの結果から、変異株に対してもmRNAワクチンは高い感染予防効果、発症予防効果、重症化予防効果を発揮します。これは、ウイルス防御にはB細胞が作る中和抗体だけではなく、NK細胞、T細胞などの活躍も必要で、いずれもワクチン2回接種によって十分に活性化されるからです。

ちなみにT細胞の関与について、最近、米国から出た論文[※6]によると、新型コロナウイルスには約1400個のT細胞が認識する目印(エピトープ)があり、ワクチン接種直後には新型コロナウイルス上のいくつもの目印に対して反応性T細胞が活性化されていることがわかっています。このようにワクチンには、B細胞が作り出す中和抗体だけではなく、T細胞が関与する細胞性免疫、自然免疫などを刺激する力もあるのです。抗体だけが「免疫」ではないのです。

変異株は抗体が効きにくいからワクチンが効かないかもしれないという単純な議論はもう終わりにしましょう。変異ウイルスによる感染予防効果の減弱をことさら強調する報道

※5　*NEJM*, https://doi.org/10.1056/NEJMc2104974
※6　*Cell Host Microbe*, https://doi.org/10.1016/j.chom.2021.05.010

で、ワクチン接種を躊躇されている方も多いかと思いますが、科学的エビデンスに基づく情報を冷静に分析する限り、懸念されているような状況は起きていません。

コラム　有効率ってそもそもなんだろう

ワクチンの効き目の客観的な指標となるのが「ワクチン有効率」です。ただし、この有効率が曲者で、新聞やテレビの大手マスコミですら誤った理解をして、しばしば間違った報道をしています。一般の方が、有効率が90％と聞くと、「100人にワクチンを打ったら90人に効果があった」と解釈しがちですが、それは誤解です（図1－5）。

ワクチン有効率（vaccine efficacy）は、次の式で計算されます。

ワクチン有効率＝［1－（接種者罹患率／非接種者罹患率）］×100

この式を見ただけでは少しわかりにくいでしょうから、具体的に説明してみましょう。

たとえば、一定期間において、新型コロナワクチンを接種した人100人（接種者）と接種しなかった人100人（非接種者）の感染状況を比べます。もし、ワクチンを打った

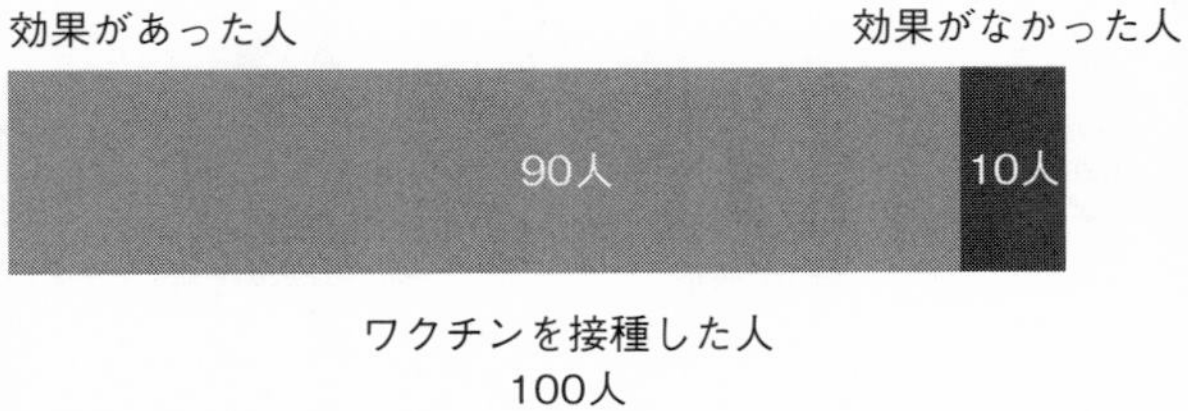

図1-5　間違った有効率の理解

にもかかわらずCOVID-19にかかってしまった人が5人いたとすると、接種者罹患率は5％となります。一方、ワクチンを打たなかった非接種者100人中、COVID-19にかかった人が50人いたとすると、非接種者罹患率は50％となります。これを先の計算式にあてはめると、ワクチン有効率＝（1－5／50）×100＝90％となり、このワクチンの有効率は90％ということになります。

別の言い方をすると、「ワクチン接種を受けずに発病した50人の90％、すなわち45人は、接種をしていれば発病を防げた」ということになります。一方で、この例では、ワクチンを打たずとも50人はCOVID-19にかからなかったということになります。

※中和抗体：中和抗体価が感染やワクチン接種後に下がるのは、COVID-19に限らず、すべてのウイルス疾患で同様である。ただし、中和抗体価が多少下がっても、COVID-19のようなメモリーB細胞が残っている感染症では、再度のワクチン刺激あるいは軽い再感染ですぐに抗体が急上昇し、重症化しない。現時点で3回目接種を優先して接種すべきは、中和抗体価が、通常よりも著しく下がっている免疫不全者や高齢者である。

第2章

新型コロナワクチンは本当に安全か？

本章では次のような不安・疑問が解決します

Q. ワクチン接種で重症化するリスクはどの程度あるの？
Q. 接種後の発熱や頭痛がひどいと聞き、不安です。
Q. ファイザー製とモデルナ製の副反応、どちらが強い？
Q. 副反応の予防で鎮痛・解熱剤を服用していい？
Q. 妊娠中、授乳中、妊娠計画中でも接種しても大丈夫？

日本で現在接種が始まっているファイザー製とモデルナ製のワクチンの有効率は90％台半ばであることがすでに示されています。これは予想もしなかったほどの見事な数字ですが、ここで気になってくるのがワクチン接種に伴って発生する副反応です。どんな優れた効果のあるワクチンであっても、深刻な副反応が出るリスクが高いと安心して接種することはできません。はたして新型コロナワクチンは「安全」といえるのでしょうか。最新のデータをもとに分析してみました。

慎重だった私も、副反応のデータを見てワクチン接種を決意

「はじめに」でも書きましたが、ファイザー製とモデルナ製のワクチンの臨床試験の最終結果が発表された2020年11月時点では、私は安全性についてもう一つ確信が持てませんでした。両社が当時公開していたデータからどちらのワクチンにもきわめて高い発症予防効果があることはわかりましたが、副反応についての情報が不足しているように感じられたのです。

その後、世界的に権威がある医学論文誌の『New England Journal of Medicine』や『Lancet』等々にも臨床試験についての論文が出たのですが、ここでも発症予防効果や重症化予防効果についての臨床データはしっかりしていたものの、安全性に関するデータの

書き方は甘いものでした。「重篤な、生命に関わるような副反応は少なかった」と書かれてはいるものの、それではもう少し軽い副反応にはどのようなものがあり、そしてどのくらいの頻度であったのかなどには触れられておらず、全体に安全性に関する記載が乏しかったのです。

加えて、ファイザー製とモデルナ製のワクチンは、ウイルスの遺伝情報の一部を主成分として使うまったく新しいタイプのmRNAワクチンです。本格的な臨床使用は世界で初めてで、しかも通常は10年近くかかるワクチン開発を1年未満で終えるという異例のスピードで作られたものです。それゆえ、信頼できるデータが集まるまでは安全性については慎重に判断したいと考えました。

2020年末に承認されたmRNAワクチンは、イスラエル、英国、そして米国で集団接種され、その後さらに実績を重ねてきました。

米国CDC（疾病対策センター）の調査によると、米国で新型コロナウイルスワクチンを少なくとも1回接種した人の数は、7月25日時点で1億8847万人余り、人口比56・8％と半数を超えています（2回接種は49・1％）。ワクチン接種が進んだ結果、米国の感染者数は減少に転じており、1日当たりの新たな感染者は、7月25日時点の1週間平均でおよそ4万7455人と、ピークのおよそ25万人と比べて大幅に減少しています。

2021年6月、米国CDCは、約2300万人の副反応データから、「副反応は発生しても軽いものがほとんどで、重篤な副反応の頻度は従来のワクチンとほぼ同等」という分析結果を発表しました。[※1] すでに日本でも2021年7月27日時点で、4759万人がファイザー製あるいはモデルナ製のワクチンを接種していますが、米国よりも若干アナフィラキシーの発生頻度が高いものの、その頻度はこれまでと比べてやや高いぐらいという程度です。

接種開始から約半年経過して、米国CDCを始めとして信頼すべき研究機関からの調査結果も次々にあがっており、ファイザー製とモデルナ製のワクチンがともに深刻な副反応のリスクは低いことがわかりました。そこで、私自身ワクチンを打つことへの抵抗感がすっかり消えて接種を受けることにして、事実、先日、2回の接種を無事終えています。

懸念される3つの重篤な副反応

高い効果と安全性が確認された新型コロナワクチンですが、決してノーリスクというわけではありません。可能性はきわめて低いものの、重篤な副反応が起きることもあります。こうした副反応のリスクを事前に把握したうえで、ワクチン接種することが望まれます。

※1 “COVID-19 Vaccine Safety Updates” cdc.gov/coronavirus

一般的な治療薬の場合、主な薬理作用以外の好ましくない作用のことを「副作用」といいます。これに対して、ワクチンの場合には、主な作用は「免疫を付与する（免疫を付ける）」ことなので、それ以外の作用は「副反応」といいます。すなわち、副反応はワクチンによる免疫反応の中で起きる付随的な反応なのです。どうしても大なり小なり出てくる反応です。

副反応が起こるタイミングは、

・接種直後〜数日以内
・接種から2〜4週間後
・ワクチン接種をした人が接種後に新型コロナに感染したときに分けることができます。

新型コロナワクチンで懸念される重篤な副反応は主に3つあります。

①アナフィラキシー

接種直後に起きる重篤な副反応です。急激に全身的に起こるアレルギー反応の一種で、アレルギーの原因となる物質を摂取したりあるいは投与を受けた後に、皮膚や粘膜が痒くなったり、息が苦しくなったり、吐き気がしたり、立ち眩みが起きたりします。この状態がさらに進むと、血圧が下がり、意識障害が起こるようになります。この状態をアナフィラキシーショックとよびます。これは、生命の危険をともなう緊急事態で、エピペンとよばれるアドレナリンの筋肉内注射がしばしば必要となります。医師による迅速な対応が必要です。

アナフィラキシーの原因となるのは、食物（小麦、牛乳、ピーナッツなど）、ハチなどの昆虫の毒、種々の薬剤など、さまざまな物質があります。決してワクチン接種だけに見られるものではありません。平成25年度の文部科学省の調査によると、何らかの原因でアナフィラキシーを起こしたことのある児童生徒の割合は、小学生0・6％、中学生0・4％、高校生0・3％とのことで、1000人に数人のアナフィラキシー経験者がいることになります。これらの人の多くでは、前述のいずれかの物質に対する抗体（特にIgEとよばれる抗体）が体内にできていて、それがアレルギー原因物質の侵入とともにマスト細胞という免疫細胞に働きかけて悪いことをするのです。

その後、新型コロナワクチンのアナフィラキシー発生率について米国から次のような報告が出ています。

まず、2021年の2月12日号の『アメリカ医師会雑誌』（JAMA）に出た論文[※2]です。2020年12月から約2ヵ月間にファイザー製ワクチン約1000万回、モデルナ製ワク

※2　*JAMA*, 325(11):1101, 2021.

チン約750万回の接種が行われ、アナフィラキシーは、ファイザー製が100万回に4・7回、モデルナ製は100万回に2・5回という低い頻度で見られました。ファイザー製での発症例の94％は女性で、全体の77％はアレルギー反応の既往がある人でした。発症時間は、接種後15分以内が76％、30分以内が89％で、すべての例で速やかに治療が施され、無事に回復しました。

次に、同じく『アメリカ医師会雑誌』（JAMA）の3月8日号では、米国・ボストンの医療従事者約6万5000人の結果が報告されました。[※3] ワクチン1回接種後に（約6割がモデルナで残りがファイザー）、16名でアナフィラキシーが見られました。このうち15名は女性で、10名はアレルギーの既往、5名はアナフィラキシーの既往がありました。発症時間は接種後平均17分で、すべての症例で無事に回復しました。この場合のアナフィラキシーの発生頻度は1万回に2・5回と、前述のCDCの報告よりも高いのですが、これはワクチン以外の他の薬剤、たとえば画像診断の際に注射する造影剤などのアナフィラキシー発生頻度と比べると、むしろ低いくらいです。

以上まとめると、ファイザー製やモデルナ製のワクチンでは、まれにアナフィラキシーが発生しています。一般的なワクチン接種に比べると、やや発生確率が高いかもしれません。米国のデータでは、一般的なワクチン接種では100万回に約0・65の頻度であ

※3　*JAMA*, 325(15):1562, 2021.

り、日本のデータでもワクチン接種によりアナフィラキシーが起こるのは100万回に1・0以下の頻度です。つまり、現状では新型コロナワクチンでアナフィラキシーが発生する確率は通常のワクチン接種の数倍以上あるように見えます。

ただし、このリスクはきわめて低いものです。たとえば、日本では年平均で37万人が交通事故で死傷します。これは100万人につき、約3000人が交通事故にあって死傷するリスクに相当します。つまり、新型コロナワクチンでアナフィラキシーに出合う確率は、交通事故で死傷するリスクの1000分の1程度に過ぎません。

アナフィラキシーは接種後15分以内に起こることが多いので、接種のあと15~30分程度その場にとどまり、安静にして様子を見ます。万が一、アナフィラキシーショックが起きても、前述のエピペンとよばれる、アドレナリン（エピネフリン）の注射を打つことで速やかに回復しますので、過度に恐れる必要はないでしょう。

ただし、過去に、ワクチンを接種してアナフィラキシーが起きた人や、全身性の皮膚・粘膜症状、喘鳴《ぜんめい》（呼吸がヒューヒュー、ゼーゼーと荒くなること）、呼吸困難、頻脈《ひんみゃく》（脈が100以上になること）、血圧低下等、アナフィラキシーを疑わせる複数の症状がある人は、新型コロナワクチンでも同様のことが起こるリスクがあるため、接種できません。

またアナフィラキシーの発症がなくとも、過去に予防接種を受けて、接種2日以内に発

	ファイザー／ビオンテック	モデルナ	アストラゼネカ	ヤンセン（ジョンソン&ジョンソン）
形状	mRNAを脂質膜で包んだもの	mRNAを脂質膜で包んだもの	アデノベクター内にスパイクタンパク質DNAを封じ込めたもの	アデノベクター内にスパイクタンパク質DNAを封じ込めたもの
保存条件	超低温冷蔵庫（−70℃）4℃で最大5日間	冷凍庫（〜−25℃）4℃で最大30日間	冷蔵庫（〜4℃）	冷蔵庫（〜4℃）
接種スケジュール	2回：3週間間隔	2回：4週間間隔	2回：4〜12週間間隔	1回 2回の場合は8週間間隔
発症予防効果	95%	94%	70%	70〜80%
重症予防効果	（+++）	（+++）	（++）	（++）
変異株への反応性低下	軽度低下	軽度低下	株によっては大きく低下？	株によっては大きく低下？
通常の副反応	他のワクチンより少し強い	他のワクチンより少し強い	他のワクチンより少し強い	他のワクチンより少し強い
まれな副反応	アナフィラキシー（〜20万人に1人）	アナフィラキシー（〜35万人に1人）	自己免疫性血栓症（100万人に5〜10人？）	自己免疫性血栓症（100万人に5〜10人？）
接種を避けるべき人	アナフィラキシー経験者（特にポリエチレングリコール）	アナフィラキシー経験者（特にポリエチレングリコール）	アナフィラキシー経験者（特にアストラゼネカ接種後）	アナフィラキシー経験者（特にヤンセン接種後）

表1-1　日本国内で薬事承認もしくは承認申請中の新型コロナワクチンの特徴（再掲）

熱や全身性の発疹などのアレルギーが疑われる症状が出た人、過去にけいれんを起こしたことがある人は、接種できますが、注意が必要です。

②脳炎、神経マヒ

一部の生ワクチンでは、接種後に脳症または脳炎がまれに起こることがあります。たとえば、おたふく風邪（流行性耳下腺炎）のワクチン接種により、数千人に一人（０・０５％程度）の頻度で、無菌性髄膜炎が起こることが報告されています。麻しんワクチン接種後の脳炎発症頻度は１００万回に10回程度です。一般的に生ワクチン中の弱毒化されたウイルスが脳を包む膜である髄膜に達して炎症を起こすと考えられています（インフルエンザワクチンは生ワクチンではありませんが、まれに脳症が起きます）。

生ワクチンではないファイザー製やモデルナ製のワクチンは、脳炎の報告はほとんどありません。神経マヒはイスラエルや米国でワクチン接種後に顔面神経マヒが出たという報告がありますが、その数は非常に少なく、顔面マヒはウイルス感染などでも起こることから、ワクチン以外の理由によって起きた可能性もあります。今後も注意して見ていくことは大事ですが、現時点ではあまり心配しなくてよさそうです。

③抗体依存性感染増強

抗体依存性感染増強（ADE）は、ワクチン接種でできた抗体が、接種後にウイルス感染したときに、かえって病態を悪化させてしまうというものです。実はネコ向けに作られたコロナウイルスワクチンでは、このADEが見られました。

ネコのコロナウイルス感染はひどい消化器症状を起こすことから、これを防ぐために1990年代に米国でワクチンが開発されました。ところが、このワクチンを投与したネコでは、抗体ができるものの、ウイルス感染は予防できず、発症後にかえって重症化したのです。実は、ワクチンによってできた抗体は、ウイルスの感染性を失わせる中和抗体ではなく、感染を促進させてしまうようないわば悪いことをする悪玉抗体だったのです（詳細は第4章で説明します）。感染や重症化を予防するためのワクチンを接種して、かえって感染した後の症状が悪化してしまうのですから、本末転倒な話です。

実は、ADEは、新型コロナウイルスの近縁であるSARS－CoV（SARSの原因ウイルス）のワクチン開発中にも観察されています。これまでに複数種のコロナウイルスで観察されていることから、今回の新型コロナウイルスに対するワクチン開発についてもこのような現象が起きる可能性があり、懸念されてきました。

ところが、2021年6月時点では、ファイザー製やモデルナ製のワクチンについては

ＡＤＥの報告はないようです。これまでのデータでは、ワクチン接種後の新型コロナの再感染は１０００回に数回程度しか起きておらず、感染が起きないとＡＤＥは起きないことから、ＡＤＥが実際に起きる可能性はきわめて低いと思われます。ただ、変異ウイルスによって、今後感染するリスクが高まる可能性もあります。ＡＤＥについては、科学的に未解明な部分も多いため、今後も警戒が必要です。

まとめると、①～③の重篤な副反応は起きても、その頻度はきわめて低いため、新型コロナウイルス感染症による死亡や重症化のリスクを考慮すると、ワクチン接種によって得られるメリットのほうがデメリットよりもずっと大きいことが明らかです。

軽微な副反応の発生頻度はやや高め

前述したように、新型コロナワクチン接種では、重篤な副反応はまれにしか発生しませんが、その他の軽微な副反応はかなりの頻度で発生します。

図２－１と図２－２は、日本国内で行われたファイザー製ワクチンとモデルナ製ワクチン接種後に起きた有害事象の発現割合です。

「有害事象」とは、ワクチン接種が原因かどうかはわからないけれども、ワクチン接種後に起こった好ましくない事象のことを指します。つまり、「有害事象」は「副反応」よ

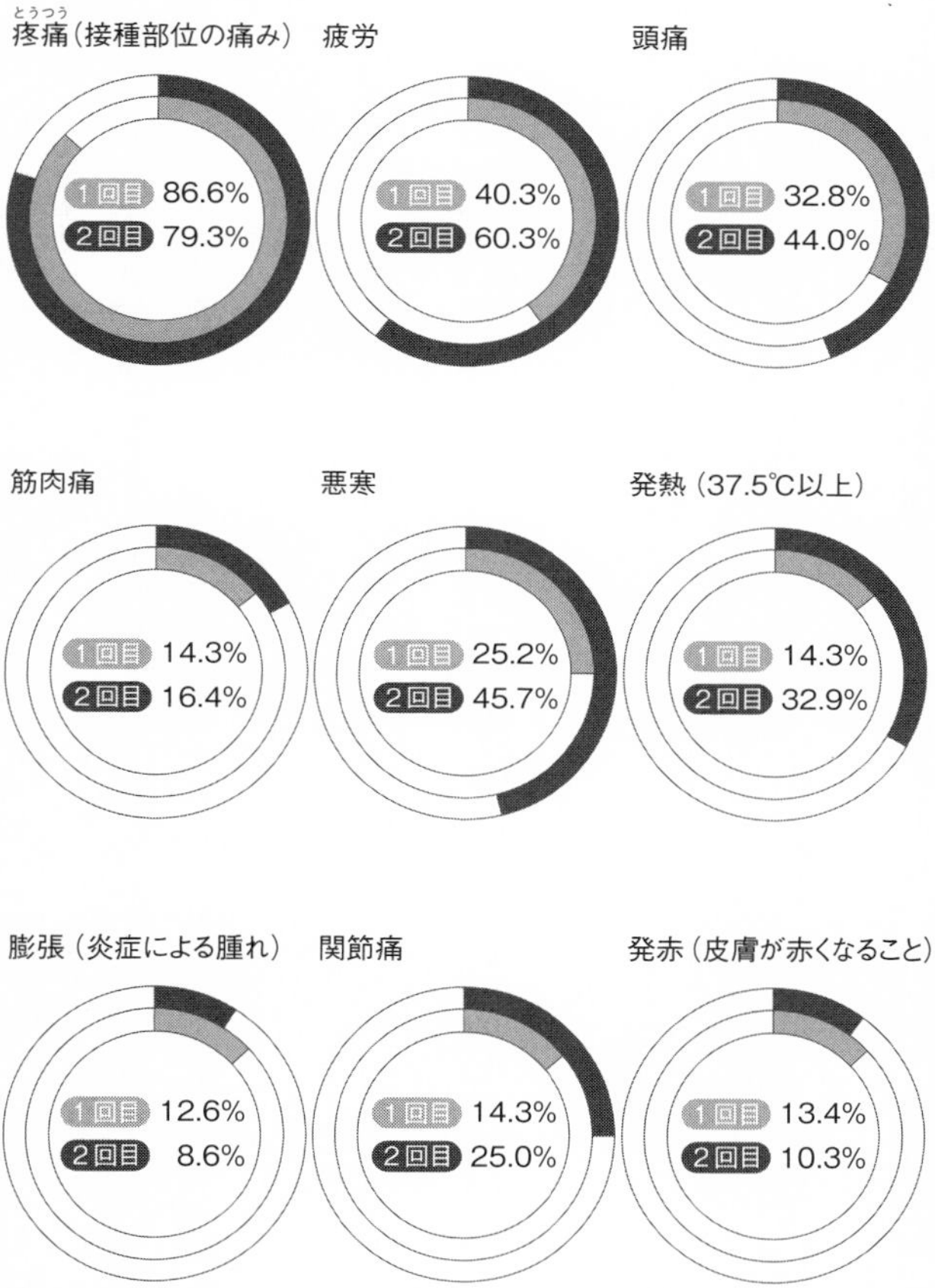

図2-1　ファイザー製ワクチンの接種後の副反応（国内における臨床試験）

りも包括的な言葉で、ワクチン接種後に起こったすべての不都合・不利益なことを指します。ただ、有害事象の多くは副反応によるものなので、この図から接種後に起きる副反応のおおよその傾向が読み取れます。副反応は、疼痛《とうつう》（接種部位の痛み）、疲労、頭痛、筋肉痛など一般的なワクチンでもよく見られるものばかりですが、はしかや風疹、インフルエンザワクチンなどと比べると頻度はやや高めです。ファイザー製、モデルナ製とも、2回目の副反応が強い傾向にあります。

比較的多いのが頭痛と発熱の副反応です。国内の臨床試験データでは、頭痛は、ファイザー製の場合、1回目は32・8％、2回目は44・0％、モデルナ製の場合、1回目は13・3％、2回目は47・6％となっており、2回目の接種で約半数に症状が出ています。発熱については、ファイザー製の場合、37・5℃以上の発熱が1回目は14・3％、2回目は32・9％、モデルナ製の場合、38℃以上の発熱が1回目は3・0％、2回目は40・1％に症状が出ています。

厚労省の「新型コロナワクチンの投与開始初期の重点的調査（コホート調査・6月18日）」によると、ファイザー製、モデルナ製とも、発熱、倦怠感、頭痛などの全身反応は、高齢者よりも若年者に多く出ています。たとえば、ファイザー製の場合、2回目接種後の37・5℃以上の発熱は、20歳代では約50％に報告されているのに対して、60歳代は20％未

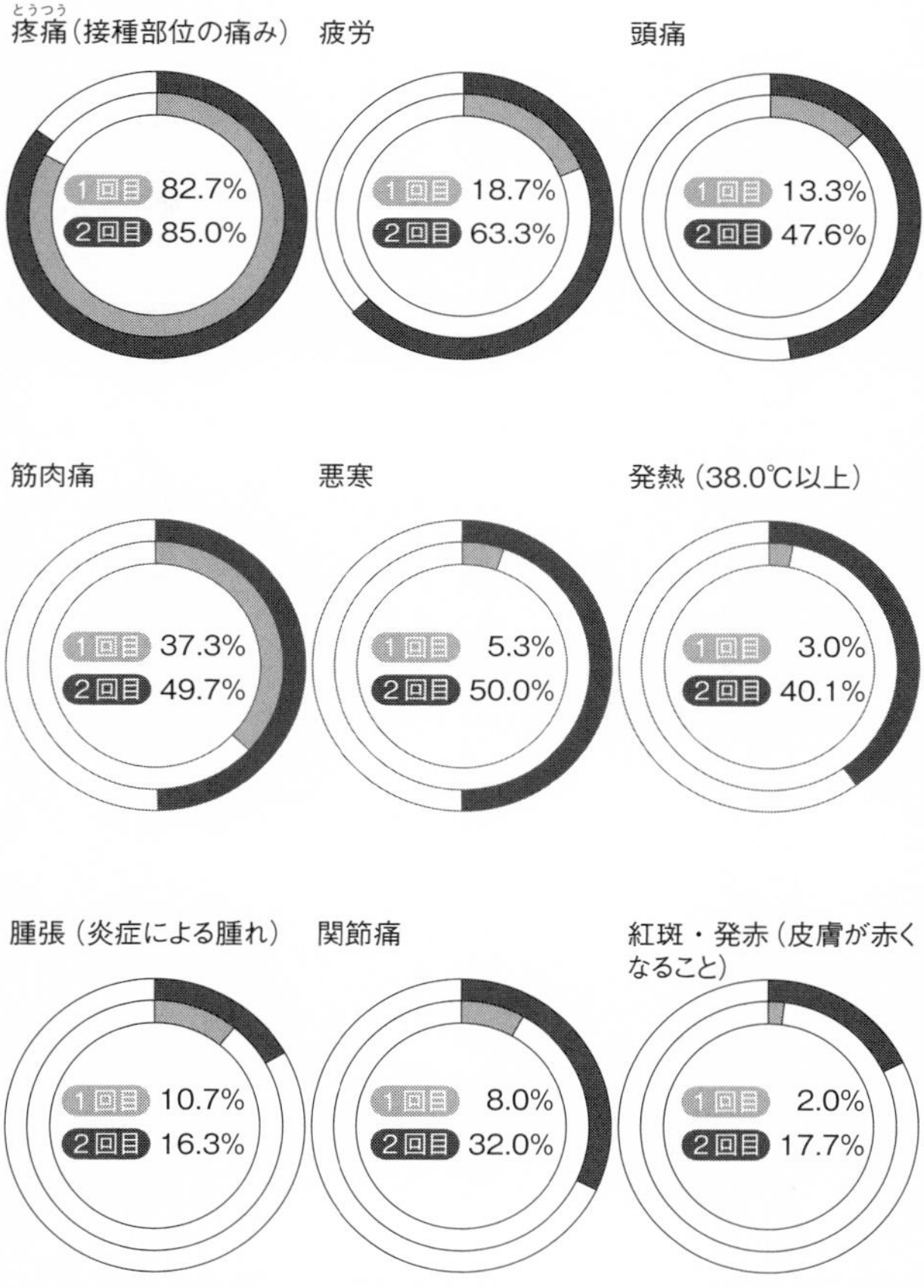

図2-2　モデルナ製ワクチンの接種後の副反応（国内における臨床試験）

満、70歳代では約10％と減少しています。男性よりも女性のほうがやや発生頻度が多いようです。

副反応が発生するのはなぜ？

それにしてもワクチンを接種すると、なぜこのような副反応が現れるのでしょうか。これは、少し前にも書きましたが、ワクチンのしくみゆえ、致し方ないことなのです。新型コロナワクチンでは、病原体の一部（＝スパイクタンパク質を作るために必要な設計図であるmRNA）を投与することで免疫応答を誘導して、自然免疫の機能を強化したり、ウイルス感染を阻害する抗体を作り出したりします。ワクチンのもとになるmRNAからは病原性や感染能力に関わる要素をあらかじめ取り除いているため、ワクチン接種で感染することはありません。しかし、接種直後に、感染時に見られるような発熱や頭痛、全身の倦怠感などが現れることがあります。これが典型的な副反応で、自然免疫が働いていることを示します。自然免疫が作る複数のサイトカインが発熱、頭痛、倦怠感などを起こすのです。

ワクチン接種後の副反応は、意図した免疫応答が誘導されていることを意味しますから、決して悪いことではありません。高齢者よりも若年層に副反応が強く現れるのは、高齢者よりも若年層のほうが免疫応答する力、いわゆる「免疫力」が高いからにほかなりません。男性に比べて女性のほうに副反応の頻度が高いのも、女性ホルモンの働きにより、女性は男性よりも免疫反応が強い傾向があるからです。

ただし、最近わかってきたのは、副反応の程度とその後に付与される免疫の程度は必ずしも比例しないことです。そうだとすると、副反応が少なくて強い免疫が付けばよく、幸い、高齢者はその傾向があります。一方、若い人にはある程度の副反応がありますが、彼らには必ず強力な「免疫力」が付与されることになるので、少しの我慢が必要かもしれません。

我慢できない発熱や頭痛があった場合は

あまりに頭痛や発熱がつらい場合には、解熱薬や鎮痛薬（アセトアミノフェン、非ステロイド性抗炎症薬など）を服用してかまいません。

解熱薬や鎮痛薬のなかには、炎症を抑制する作用を持つアスピリン、ロキソプロフェンやイブプロフェンなどの非ステロイド性抗炎症薬（NSAIDs）があり、ワクチン接種後の痛みや発熱を軽減するのに役立ちます。ただし、副反応を恐れてワクチン接種前に予防的に服用するのはお勧めしません。ワクチン接種によって誘導される免疫反応の立ち上がりを阻害する可能性があるからです。しかし、接種後免疫反応が立ち上がってからは、非ステロイド性抗炎症薬の服用はかまいません。

もし熱を下げたいだけであれば、抗炎症作用の少ないアセトアミノフェン（カロナールやタイレノール）などの解熱鎮痛剤で十分です。ただし、この場合も、接種後の症状を予防する目的での接種前の服用はお勧めしません。

もうひとつ注意していただきたいのは、発熱がワクチン接種の副反応であるとは限らない点です。ワクチン接種の前に感染症（新型コロナウイルス感染症に限りません）にかかって発熱しているかもしれません。副反応による発熱なのか、感染症による発熱なのかは厳密には区別できません。感染者との接触歴があるかどうか、疾患を疑う他の症状の有無などから総合的に判断することになります。もし明らかに副反応と思われる場合でも、少なくとも1日は自宅待機をしたほうが安心です。もし発熱が2日以上続いたり、症状が重い場合は医療機関に相談したり、受診してみてください。発熱や頭痛はかなりの頻度で起こり得る副反応なので、あらかじめ接種後に休日を取得したり、重要なイベントを避けるなどの準備をしておくのがよいでしょう。

私自身は、5月27日に第1回接種、6月17日に第2回接種を終えました。1回目は軽い腕の痛みがありましたが、熱や倦怠感もなく、腋の下のリンパ節が少し腫れたぐらいでした。2回目の接種では腋の下のリンパ節が1回目よりも大きく腫れ、2日目の夜には38℃

の発熱がありました。翌日、大規模ワクチン接種会場でのお手伝いがあったので、解熱剤を服用していつもより早く寝ました。すると、翌朝はすっかり平熱となり、その後、ワクチン接種会場での問診をごく普通にすることができました。

接種してはいけない人と注意すべき人

前述したように、ワクチンの成分に対してアナフィラキシーなどの重度の過敏症などの既往歴のある人はワクチンを接種できません。それ以外に、明らかに発熱している人（通常は37・5℃以上、37・5℃未満でも平時の体温に比べて発熱している場合）、重度の急性疾患にかかっている人も対象外です。

厚労省のホームページには、接種は可能ではあるものの、注意が必要で、接種時に提出する予診票を記載することが求められるケースを挙げています。

・過去に免疫不全の診断を受けた方、近親者に先天性免疫不全症の方がいる方
・心臓、腎臓、肝臓、血液疾患や発育障害などの基礎疾患のある方
・過去に予防接種を受けて、接種後2日以内に発熱や全身性の発疹などのアレルギーが疑われる症状がでた方

・過去にけいれんを起こしたことがある方
・ワクチンの成分に対して、アレルギーが起こるおそれがある方
・抗凝固療法を受けている方、血小板減少症または凝固障害のある方

このリストにあがっている問題を持つ人は、あらかじめ、臨床試験の対象から外されていたため、このような人たちにおけるワクチン接種の安全性は科学的に評価されていませんでした。そのため、受ける・受けないは個人レベルで慎重に検討するとともに、接種を受ける前の問診で医師に話をすることが大事です。

また一部の薬を服用されている方は、ワクチン接種時に副反応が起きた際の対応が変わる可能性があるので、接種時に提出する予診票に、普段飲んでいる薬や種類をもれなく正確に記入してください。第一は、高血圧や心疾患などの持病があってβ遮断薬（ブロッカー）を服用している場合です。万が一、接種後にアナフィラキシーが起きたときには、通常使われるアドレナリン（エピネフリン）が効きにくいため、グルカゴンという代替薬の準備がある場所で接種したほうが安心です。

また、新型コロナワクチンは筋肉内注射であることから、抗凝固薬（血液をサラサラにする薬）を服用している場合には、接種後の出血に注意が必要です。休薬までは必要ありま

せんが、ワクチン接種の前に念のため主治医に話しておくとよいでしょう。当日は針を抜いた後、2分以上きっちり注射部位を圧迫して止血します。血小板減少症や肝臓や血液の病気などで凝固障害がある場合も同様です。

ワクチン接種によるリスクを考える際には、年齢による重症化リスク、不特定多数と接触する業務に就いているなどの感染リスク、居住する地域の医療機関の逼迫度、懸念される副反応の重さなど、さまざまなリスクを考慮する必要があります。そのうえで、ワクチン接種による利益のほうが大きいと納得できたときには接種すべきでしょう。一方、不安に思うことがあれば、かかりつけ医や医療機関に相談して、自分で納得をしてから接種するか否かを決めることが大事です。

もう一つ大事なことがあります。それは、ワクチン接種は体調の良いときに受けるのが基本である、ということです。特に基礎疾患のある方は、病状が悪化していたり、全身が衰弱している場合は避けたほうが無難です。接種を予約したものの、直前に体調が悪くなった場合は、無理をせず、躊躇なく延期してください。基礎疾患のある方やご高齢の方は、ワクチン接種とは関係なく体調を崩しやすいので、注意が必要です。

接種直後は感染するリスクもある

新型コロナワクチンを接種しても、すぐに自然免疫や獲得免疫が強化されるわけではありません。接種直後は依然として感染リスクはありますので、これまでと同様にマスクを着用し、三密（密集、密接、密閉）を避けて、換気を励行するなどの感染予防策を続けていく必要があります。国立感染症研究所によると、ファイザー製ワクチンを1回以上接種した医療従事者110万1698人のうち、281人が新型コロナに感染したとする分析をしています。同研究所によると1回目の接種後、12日ほど経てば感染する割合が低くなったそうです。ワクチンは1回の接種でもある程度の免疫が付与されます。しかし、1回接種だと、中和抗体の上がり方を見る限り、接種後10日ぐらい経たないと感染防御に必要なレベルまで上がらない人が多いようです。そして、1回接種の際の有効性は接種後2週間経っても50％ぐらいで、2回接種の半分ぐらいと考えられています。そして、変異株に対してはワクチンの効果が若干は下がるとされているので、変異株流行の折には1回接種者でも感染してしまう可能性があります。実際、英国では英国型変異株（アルファ株）からインド型変異株（デルタ株）に流行がうつりつつあり、それとともに1回接種者にも感染者が出現しています。ただし2回接種者ではほとんど感染者が出ていません。やはり、ワクチン接種は1回よりも2回のほうが高い効果が得られます。日本でもインド型変異株が感染拡大する兆しが出ていますから、2回接種後、十分な免疫ができるまでは油断しないようにしてください。2回接種後、2週間ぐらいかかります。

新型コロナウイルスに感染した方もできればワクチンを接種してください。自然感染で誘導された免疫の強さには個人差があり、あまり強い免疫が誘導されていない可能性があるからです。自然感染により獲得免疫ができているので、感染するリスクは小さくなっているはずですが、ワクチンで「免疫力」をブースト（押し上げる）したほうが安心です。

感染者は、新型コロナウイルスに対する免疫反応が一度体内で始動していることから、ワクチンは1回接種するだけで、いわゆる二次反応が始まり、高い免疫効果が得られます。このことから、米国でも日本でも新型コロナに一度感染した人はワクチン接種1回のみでよいとされています。

妊娠中・授乳中・妊娠計画中でもワクチンを接種できるのか？

現時点では妊娠中、授乳中、妊娠を計画中の方でも、mRNAワクチンを接種することができます。しかし生まれてくる子に影響が及ばないか不安に思われる方も多いでしょう。

実は、新型コロナワクチンの臨床試験の対象に妊婦は含まれていなかったため、これまで、ワクチンが妊婦や胎児にどのような影響を与えるか、安全性や有効性に関するデータはほとんどありませんでした。しかし海外の本格的な接種開始から半年が経過して、徐々に安全性に関するデータが集まりつつあります。

米国では、すでに10万人以上の妊婦が新型コロナワクチンを接種しています（2021年5月3日時点）。妊娠中にmRNAワクチン接種をした約3万5000人の女性の追跡研究の報告では、発熱や倦怠感などの副反応の頻度は妊娠していない女性と同程度であり、胎児や出産への影響は認められませんでした。

日本産婦人科感染症学会と日本産科婦人科学会は、2021年5月12日に「COVID-19ワクチン接種を考慮する妊婦さんならびに妊娠を希望する方へ」で以下のような見解を発表しています。

「現時点では、妊婦さんに対する接種について十分な知見がなく、各国で見解が分かれていますが、世界的な流行拡大と妊婦の一部で重症化することから積極的に接種をすべきという考え方が大勢を占めています。米国のACIP（ワクチン接種に関する諮問委員会）は、妊婦を除外すべきではないとしていましたが、CDCは本年4月24日、十分な情報を得た個人の選択ではあるが、妊婦への接種を推奨するとしています。英国では当初妊婦中の接種を積極的には推奨していませんでしたが、接種のリスクよりも感染のリスクが大きいことから、希望者には接種をためらうべきでないとしています。また、COVID－19mRNAワクチンの生殖に関する研究はまだ完了していませんが、現時点で胎児や胎盤に毒性があるとかワクチン接種を受けた人が不妊になるといった報告はありません」

両学会は、現時点では、接種のメリットがリスクを上回ると考えているようです。私も、病原体そのものを素材に用いる生ワクチンなどとは違い、mRNAワクチンが妊婦や胎児に悪影響を及ぼす可能性はほとんどないと考えます。一方で、妊娠中は、本来、非自己である胎児を子宮に宿していることもあり、非妊娠時に比べて免疫応答は抑制される傾向にあるので、新型コロナに感染すると重症化するリスクは確かにあるように思います。

日本産婦人科医会が2020年7〜8月に実施した調査[※4]では、PCR検査陽性の妊産婦（72名）の8割強が何らかの症状を訴えており、とくに妊娠後期で重症化の傾向が見られたと報告しています。米国のCDCは、妊婦は同世代の妊娠していない女性と比べて、新型コロナウイルスに感染した場合に重症になりやすく、また早産や妊娠合併症、胎児への悪影響のリスクが上がることを理由に、妊婦にも接種の機会を与えるべきとの立場です。

ただし、安全性に関するデータはまだ十分でないため、接種にあたってはメリットとデメリットを比較して、不安に思う点があれば、担当医と相談することをお勧めします。

※4　https://www.jaog.or.jp/covid

それから授乳中の接種ですが、米国のデータでは、授乳中の女性の乳汁中にはワクチン成分は出てきません。つまりワクチン成分が赤ちゃんに移行するようなことはありません。一方、乳汁中にお母さんの体内でできた新型コロナウイルスに対するＩｇＡ抗体が出現してくるので[※5]、そのＩｇＡ抗体が赤ちゃんに移行することになります。他のウイルス疾患ではこのような抗体の移行により赤ちゃんに免疫ができるようになるのですが、新型コロナウイルスではまだその点はよくわかっていません。しかし、抗体が移行して悪いことをする可能性はないことから、現在では授乳中女性のワクチン接種も問題ないと考えられています。

現在、ファイザー社は妊婦を対象とした臨床試験を進めており、妊婦におけるワクチン接種の有効性や安全性の検討に入っています。こうした情報は、メディアの報道だけでなく、厚労省の「新型コロナワクチンＱ＆Ａ」(https://www.cov19-vaccine.mhlw.go.jp/qa/) などで更新されていますので、随時ご確認ください。

「副反応」と「有害事象」を区別せよ

２０２１年６月25日、厚生労働省は新型コロナウイルスのワクチンの接種を受けた約２５００万人のうち、これまでに３５６人の死亡を確認したと公表しました。この発表を

※5　*J Clin Invest*, https://doi.org/10.1172/JCI150319

大々的に取り上げたメディアも多かったのでご存じの方も多いかもしれません。

「ワクチン接種後に356人死亡」。この数字だけを見ると、かなりの高頻度で死亡事例が出ているように思われるかもしれません。前述のようにファイザー製ワクチンでのアナフィラキシーの発生は100万人に約5人ですから、これ以上の頻度で死亡例が出ていることになります。「こんなに死亡リスクが高いのなら怖くてワクチンを打てない」と思われた方があるかもしれません。

しかし、結論を先に申し上げると、現時点では、私はワクチン接種を見直すほどの「重大な懸念」は発生していないと考えます。これを理解するためには、まず「副反応」と「有害事象」を正確に理解する必要があります。

実は、厚労省が報告した死亡例は、「副反応による死亡例」ではなく、「有害事象」です。たとえば、ワクチン接種後に見られる注射部位の腫れは明らかな「副反応」です。また、接種の際にあまりの痛みで気を失ったとすると、これも接種が原因と考えられるので、通常、「副反応」とみなされます。つまりワクチン接種が原因の副反応です。

一方、あまり良いたとえではないかもしれませんが、もしワクチン接種の帰りに交通事故にあったとします。おそらくワクチン接種とは関係ない事象である可能性が高いと思われますが、ワクチン接種が原因で判断力が落ちたために事故にあったのかもしれず、ワクチン接種による可能性をただちに否定するのは難しいかもしれません。このように、ワクチン接種との因果関係がはっきりしない付随的に起こった不利益なことを「有害事象」と総称します(図2－3)。

新型コロナワクチンでは、医療従事者に準じて高齢者が優先接種の対象となっています。一般的にご高齢の方は、さまざまな基礎疾患を抱えており、ワクチン接種とは関係なく、脳卒中や心不全、虚血性心疾患でお亡くなりになる方も少なくありません。報告にあがっている副反応疑い報告では、こうした偶発事例も含まれています。

ワクチン接種後に見られた不利益な反応の中身をしっかり分析して「副反応」と「有害事象」を区別して理解することは、ワクチン接種に対して過剰な恐怖心を抱かないようにするために非常に重要なことです。同時に、今までに知られていないワクチンの副作用＝副反応を見つけるためにとても大事なことでもあります。

では、具体的なデータで見ていきましょう。厚生科学審議会予防接種・ワクチン分科会副反応検討部会の報告によると、2021年2月17日の予防接種開始後より6月27日までに、ファイザー製ワクチンの副反応疑い報告のなかで、死亡として報告された事例は453件ありました。

死因の上位は「心不全」「虚血性心疾患」「出血性脳卒中」「肺炎」などで、高齢者の主

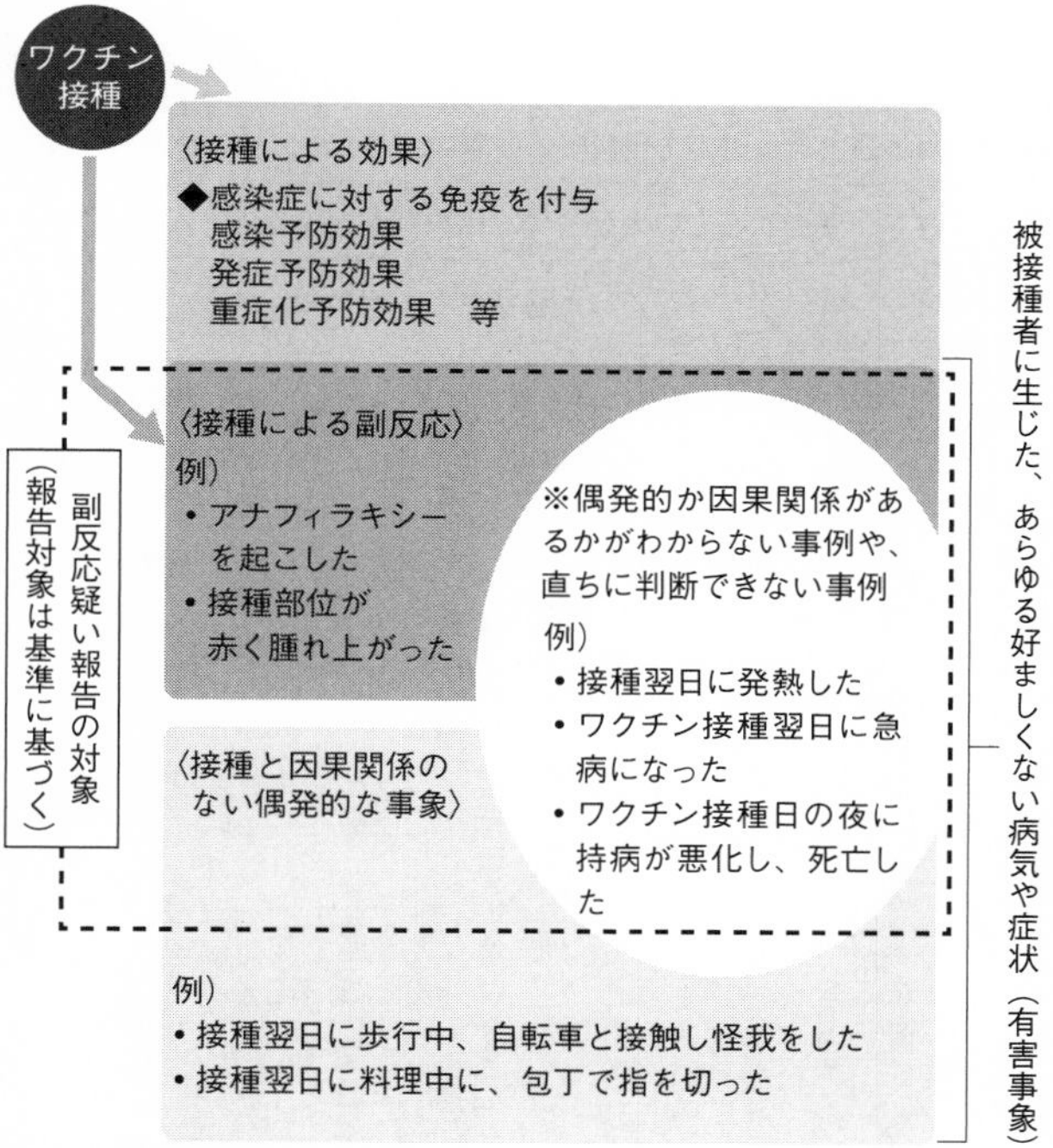
ワクチン接種
〈接種による効果〉
◆感染症に対する免疫を付与
感染予防効果
発症予防効果
重症化予防効果　等
〈接種による副反応〉
例）
・アナフィラキシーを起こした
・接種部位が赤く腫れ上がった
※偶発的か因果関係があるかがわからない事例や、直ちに判断できない事例
例）
・接種翌日に発熱した
・ワクチン接種翌日に急病になった
・ワクチン接種日の夜に持病が悪化し、死亡した
〈接種と因果関係のない偶発的な事象〉
例）
・接種翌日に歩行中、自転車と接触し怪我をした
・接種翌日に料理中に、包丁で指を切った
副反応疑い報告の対象（報告対象は基準に基づく）
被接種者に生じた、あらゆる好ましくない病気や症状（有害事象）

図2-3　有害事象の概念（厚労省資料より転載）

要死因に重なります。453の死亡例については専門家により死因分析が行われましたが、ワクチンの副反応が原因である可能性があると判定されたものが1件。ワクチンの副反応との因果関係がないと判定されたものが7件。そして、情報不足等によりワクチンの副反応との因果関係が評価できないと判定されたものの

因果関係評価結果（公表記号）	件数
α（ワクチンと症状名との因果関係が否定できないもの）	1件
β（ワクチンと症状名との因果関係が認められないもの）	7件※
γ（情報不足等によりワクチンと症状名との因果関係が評価できないもの）	451件※

※複数の症状が報告された３症例について、症状別にβ・γの評価が分かれたため、いずれの評価結果も集計している。したがって、件数の総和は症例数とは一致しない。

図2-4　ファイザー製ワクチンの副反応疑い報告のなかで、死亡として報告された事例の死因分析

（厚生科学審議会予防接種・ワクチン分科会副反応検討部会、2021年6月23日報告より）

が451件と全体の99％を占めました（図2－4）。

「ワクチン接種と接種後の死亡に因果関係があるのかないのかわからない」が死因分析のほぼ100％を占めるのは釈然としないかもしれません。しかし死亡とワクチン接種が無関係であることを証明するのは、簡単ではありません。たとえば接種直後にアナフィラキシー症状が出て会場でそのまま死亡するような症例であれば、ワクチン接種との因果関係が強く疑われますが、自宅に帰ってから脳卒中や心不全になった場合は、既往症の可能性も高くなります。しかし、ワクチンには副反応はつきものなので、それが発症にまったく無関係だとの断定もできません。病理解剖や組織検査などを行えば、因果関係の信頼度を高めることは可能ですが、完全な因果関係の立証は困難です。必然的にワクチン接種後に死亡した症例は、すべて「副反応疑い報告」にカウントされて、そのまま因果関係あるなしの判断がつかない「灰色判定」になってしまうのです。

誤解を恐れずにいえば、こうした「灰色判定」の大半は、ワクチン接種とは関係のない偶発的な事象がかなりの割合を占めると考えられます。この「灰色判定」をすべてワクチン接種によるものと「有罪判定」すると、由々しき事態が起きているような錯覚が生まれます。実際、「嫌ワクチン」に凝り固まった専門家は、「灰色判定」ばかりの死因分析のデータを使って、「ワクチン副作用の恐怖」を煽り立てています。この問題は深刻な問題なので、第7章であらためて論じます。

死因究明が技術的に困難だからといっておざなりな調査をしてはいけません。特に既往症もない若い接種者の死亡症例については、さまざまな医学検査を行い、見過ごされているリスクファクターを探す努力を重ねる必要があります。

6月10日、米国のCDCがファイザー製やモデルナ製のmRNAワクチンについて、接種後に心筋炎を発症するケースが若い男性の間で想定以上に多いという暫定調査を発表しています。

この調査によると、心筋炎を発症した人のうち半数以上が12歳から24歳の若者で、この年齢層が接種者全体に占める割合は9%未満だったといいます。また、16〜24歳の若者のうち2回目の接種後に心筋炎を発症したのは283人で、予想される10～102人を大幅に超過していました。発症した人の年齢は中央値で24歳に偏っており、8割未満が男性でした。この問題についてはまだ結論は出ていませんが、ワクチン接種による副反応の可能性があります。しかし、発症リスクは100万人接種に0・8～2・4件程度と低いため、接種を見直すほどの重大なものではないと思われます。

副反応は深刻なものではない

本章を終わるにあたり、結論を整理します。ファイザー製、モデルナ製ともmRNAワクチン接種による重篤な副反応リスクは低いレベルにとどまっています。インフルエンザワクチンなどに比べて、疼痛(痛み)、発赤《はっせき》・紅斑《こうはん》、疲労、頭痛、発熱などの軽微な副反応はやや多いものの、ワクチン接種による感染・発症・重症化の予防効果はこうした副作用リスクをはるかに上回ります。特に重症化率が高まる60歳以上の高齢者は、ワクチン接種により感染リスクが大幅に低下するので、積極的に接種する意味があります。

1つだけ、副反応について補足します。副反応に関してよく聞かれることとして「たとえウイルス由来のDNAやRNAが体内に残らないとしても、その産物が長期的な影響を及ぼす可能性はないのか?」「数年後に何か副反応が出る可能性は否定できるのか」などがあります。私はその可能性はほとんどないであろうと考えています。というのは、長期的な影響を与えるためには、投与したワクチン由来の成分が体内に残る必要がありますが、ワクチンによって作られる抗体は自己のタンパク質であり、異物ではありません。また、できた抗体が自己の組織を攻撃する可能性は、ほぼありません。

実際、これまで世界中で38億回以上の接種が行われていますが、mRNAワクチンでは、私が知る限り、自己抗体産生の報告はないと思います。アデノベクターワクチンで血小板に対する抗体ができるという報告がありますが、そのために血栓症が起きる頻度は100万回接種について10〜20回程度で、このようなことが起きるのはワクチン接種後、通常2週間以内です。長期的な副反応ではありません。

ただし、ワクチン接種は少ないとはいえリスクが伴いますので、科学的エビデンスに基づく正しい情報を参考にして、打つか打たないかは最終的にご自身で判断してください。

コラム　2回のワクチン接種は同じ会社のものでないといけないのか？

ワクチン接種を2回受ける際に、現在はファイザー製を先に打てば、次もファイザー製を打ちます。モデルナ製でもアストラゼネカ製でもこれは同じで、必ず同じ会社のものを使います。どうしてかというと、最初に行われた海外での大規模臨床試験で同じ会社ののものでの2回接種しか行われておらず、その他の組み合わせのデータが存在しなかったからです。

しかし、免疫学的に考えると、異なる会社のものを組み合わせても問題がないはずです。それは、前述のワクチンはいずれもが新型コロナウイルスのスパイクタンパク質を抗原としているからです。したがって1回目と2回目で異なる会社のワクチンを打っても、同じスパイクタンパク質に対する抗原刺激が繰り返されることになるので、2回目の接種のあとには必ず2次反応が起こり、強い免疫効果が見られるはずです。

最近は、海外でわざと異なる組み合わせにした場合の臨床試験が行われ始めていて、予備的データでは、異なるものを組み合わせたほうがより強い免疫が誘導できるかもしれないとのことです。Hybrid immunity（雑種免疫）という言葉が使われ始めています。動物を交配する時に少し違う由来のものを混ぜたほうが強い子孫ができることをhybrid vigor（雑種強勢）といいますが、もしかするとワクチンでも同様のことが期待できるのかもしれません。図2－5は、『Nature Medicine』に掲載された雑種免疫が実際に効果があることを示したデータです。[※6] ワクチンを2回接種した後の中和抗体価、ウイルスのスパイクタンパク質に反応するB細胞の数、IgG抗体量、IgA抗体量のいずれの指標でも、アスト

※6　Nat Med,https://doi.org/10.1038/s41591-021-01449-9

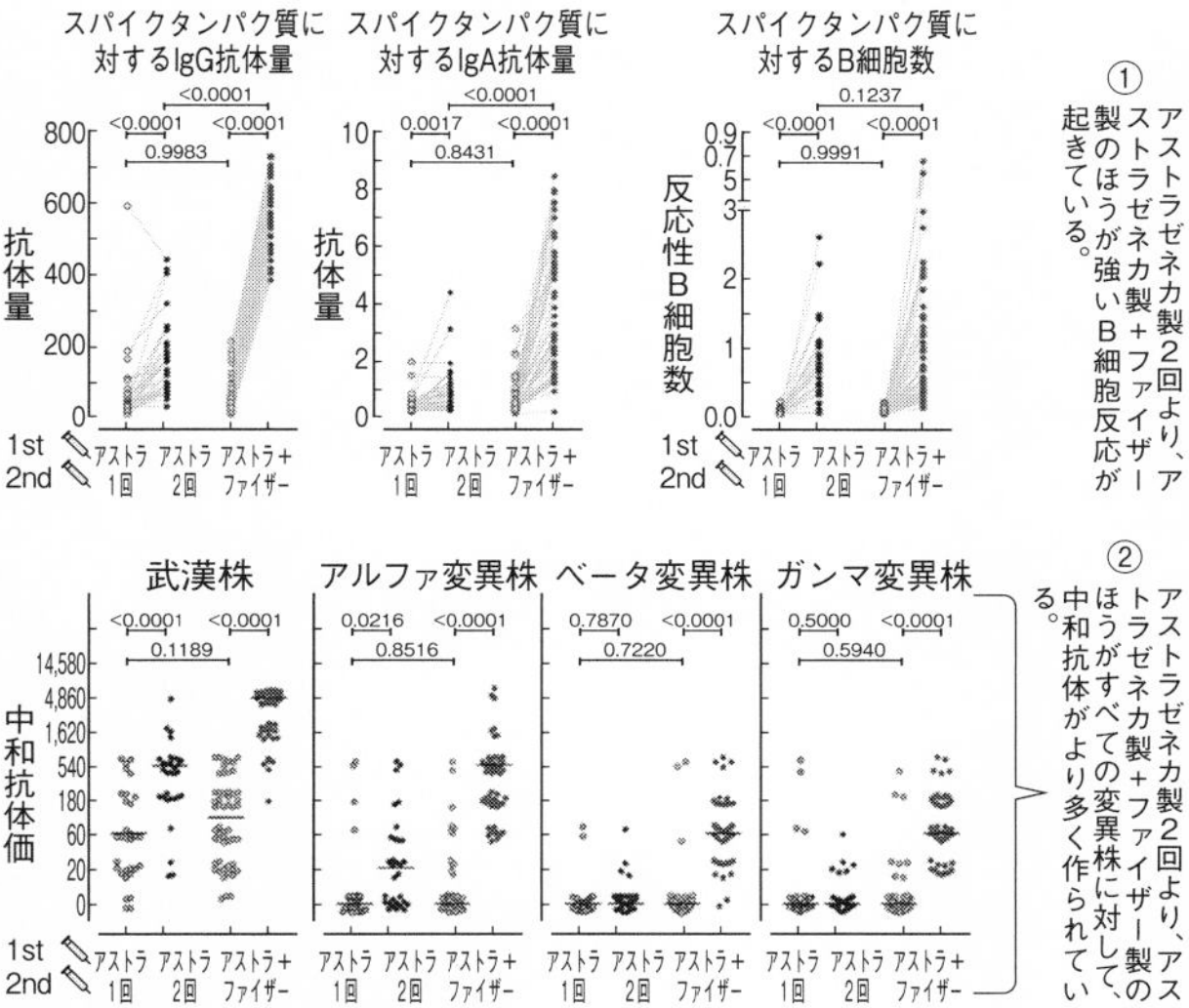

図2-5　雑種免疫の一例

ラゼネカ製ワクチンを2回接種した場合よりも、アストラゼネカ製とファイザー製を組み合わせたほうがずっと良い結果が出ています。

さらに結構なことは、アストラゼネカ製+ファイザー製の場合、英国型変異株（アルファ変異株）、南アフリカ型変異株（ベータ変異株）、ブラジル型変異株（ガンマ変異株）、すべての変異株に対して高いレベルの中和抗体ができていることです。

もし異なるワクチンを組み合わせた接種の安全性が確認できれば、日本のようにワクチンが不足している国の選択肢が広がります。たとえば40歳代、50歳代の人たちに早くワクチン接種を広げるためには、在庫が潤沢にあるアストラゼネカ製のウイルスベクターワクチンで初回接種をしておいて、ファイザー製あるいはモデルナ製で2回目の接種を行うという可能性です。

早ければ2022年からは国産ワクチンが使えるようになるはずなので、このハイブリッド方式を用いれば、可能性がもっと広がります。たとえ国産ワクチンにファイザー製、モデルナ製ほどの有効率がなくても、2回目接種に使えばハイブリッド効果が期待できるかもしれないからです。

第3章　ワクチンはそもそもなぜ効くのか?

本章では次のような不安・疑問が解決します

Q. 自然免疫と獲得免疫は何が違うの?

Q. そもそも抗体、抗原ってなに?

Q. 免疫細胞はどうやってウイルスを認識するんだろう?

Q. 子どもはなぜ新型コロナにかかりにくいの?

Q. アジュバント(免疫増強剤)ってどんなもの?

ワクチンは、私たちのからだに備わっている「免疫」のしくみを利用した医薬品です。服用した直後の限られた時間しか効かない通常の抗ウイルス薬などと違って、ワクチンは、多くの場合、複数回接種することにより長期にわたって、感染や発症を予防したり、重症化や死亡するリスクを下げてくれます。なぜ、ワクチンはこのように長期的な効果を持ちうるのでしょうか。本章では、ワクチンが働くしくみとそれを支える免疫反応について説明します。

しくみがわかれば恐怖感が消える

端的にいえば、ワクチンは、病原体の一部あるいはまるごとを投与することで、その病原体からの感染を防いだり、重症化や死亡を防ぐ、予防的な製剤です。ひとくちにワクチンといっても弱毒化した病原体を含む生ワクチン、感染力や増殖力をなくした病原体を含む不活化ワクチン、病原体の遺伝子を含むmRNAワクチンやウイルスベクターワクチンなどさまざまなタイプがあります。

しかし、どのワクチンも、人にもともと備わっている免疫系という防御システムに病原体の情報を覚え込ませて、感染時にただちに病原体を攻撃させるように誘導する点では共通しています。ワクチンのしくみを理解するためには、私たちの免疫系がどのように病原体に反応しているかを理解する必要があります。

からだにウイルスが入ってきたときに、われわれのからだはそれをどのように感知して、どのような反応を起こすのでしょうか？　これについては、私の前著『新型コロナ7つの謎』（講談社ブルーバックス）で詳しく述べていますので、本書ではそのエッセンスを紹介します。すでに同書をごらんになられた方は、第4章にお進みいただいても構いません。できるだけ平易に解説しましたが、免疫学の基礎的な説明をしているので難しいと感じる方があるかもしれません。その場合は、無理をせずに、ざっとごらんください。なんとなくでも、ワクチンが働くしくみがわかっていれば、ワクチンに対する過剰な恐怖が解消されるはずです。最近話題になっている新型コロナワクチンの危険性を過剰に煽る本は、免疫学的に誤った説明のオンパレードなので、本章の内容を理解していると、「嫌ワクチン本」という情報のウイルスに感染せずにすみます。

免疫機構は二段構え

私たちの身の回りには種々の病原体が存在しますが、私たちのからだには、病原体の侵入・拡散を防ぐさまざまなしくみが存在します。したがって、簡単には感染症にかかりません。

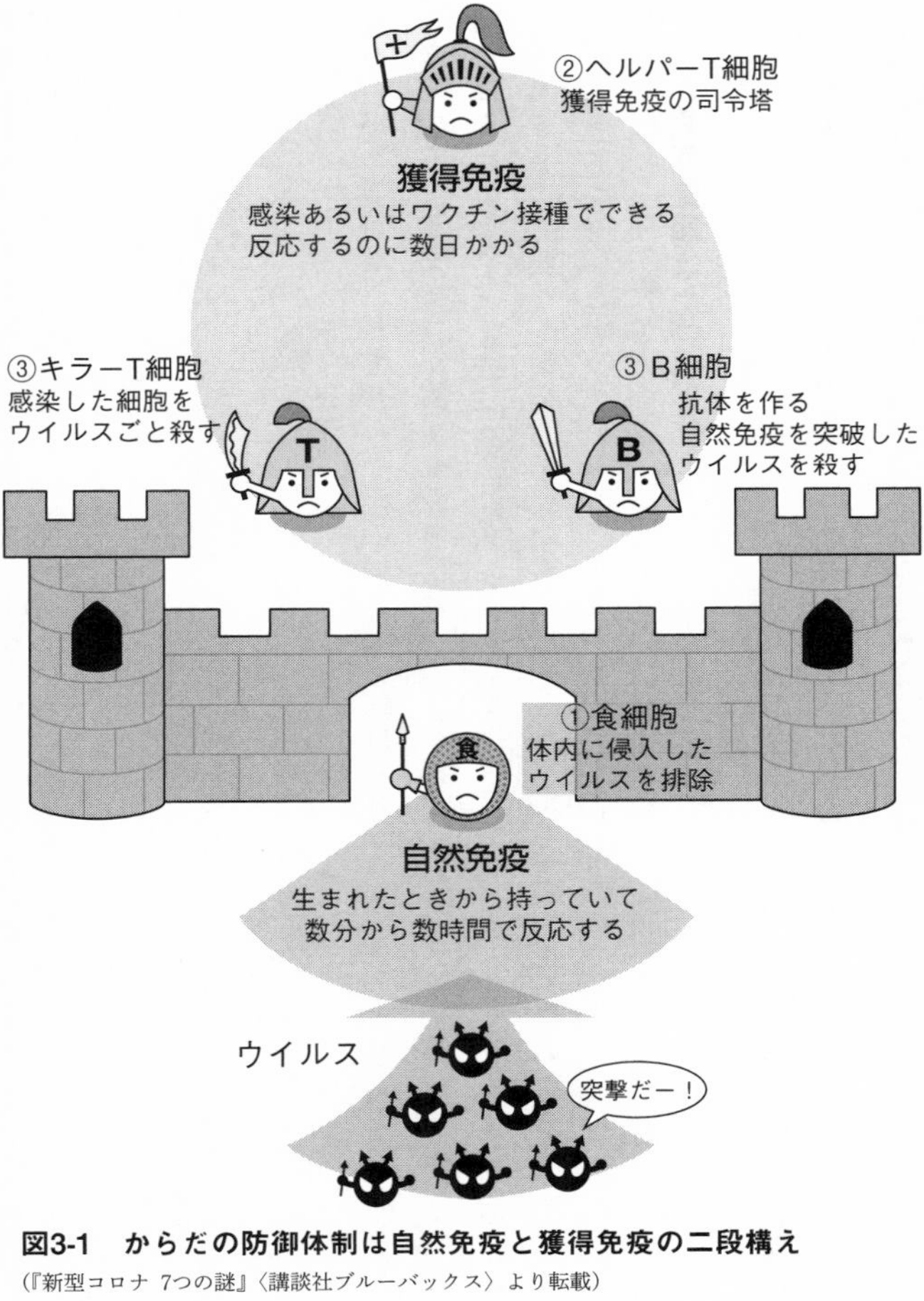

図3-1　からだの防御体制は自然免疫と獲得免疫の二段構え

(『新型コロナ 7つの謎』〈講談社ブルーバックス〉より転載)

どのようなしくみかというと、それは巧妙にできた二段構えの防御体制です（図3－1）。一段目が「自然免疫」、二段目が「獲得免疫」という2つの防御機構です。一段目の「自然免疫」は、お城でいえば、城門であり入り口を守る番兵さんです。二段目の「獲得免疫」は、いわば本丸を守るお侍さんたちです。実は、ワクチンはこの「自然免疫」と「獲得免疫」の両方の力を強化する薬なのです。ワクチンというと、獲得免疫、すなわち抗体による感染防御ばかりが強調されますが、「免疫＝抗体」という考え方は20年前の常識で、最新の免疫学ではこうした考え方は時代遅れになりつつあります。これから説明する自然免疫や獲得免疫においては、マクロファージやキラーT細胞などを主体とする細胞性免疫なども感染防御に大いに貢献していることがわかってきました。つまり、抗体は大事な防衛隊の一員ですが、自然免疫も、獲得免疫の中にいるT細胞なども、病原体からの防御には欠かすことのできない存在なのです。私たちの免疫機構はきわめて重層的なシステムを持っています。

あなどれない自然免疫の力

まず、一段目の防御機構から説明していきましょう。図3－1をごらんください。お城（体内）の中に病原体が侵入しようとすると、城門や塀で阻まれます。城門のところでは番

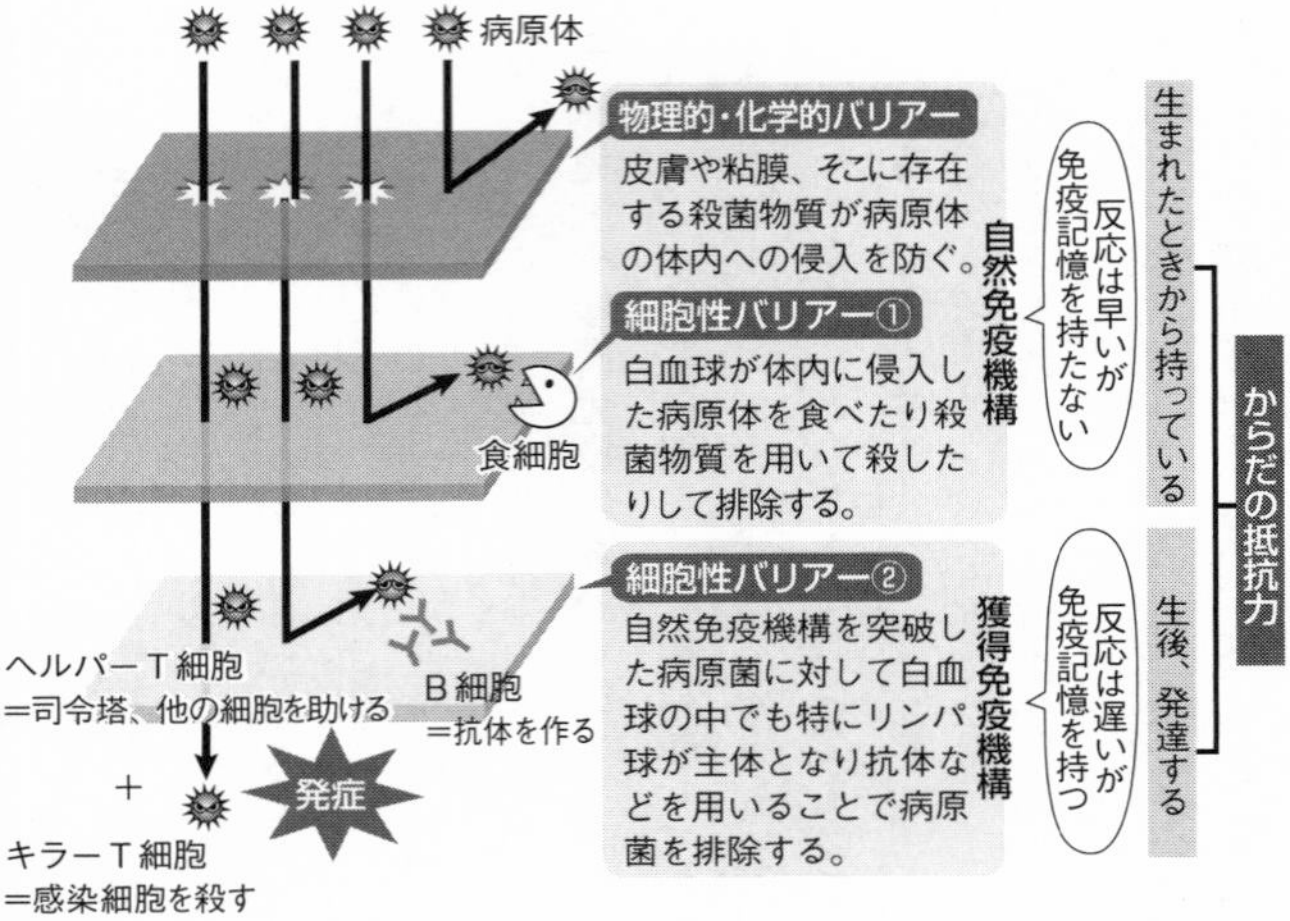

図3-2　からだの抵抗力と自然免疫・獲得免疫の関係
(『新型コロナ7つの謎』〈講談社ブルーバックス〉より転載)

兵にあたる「食細胞」(白血球の一種)が待っていて、病原体を見つけ次第、退治しようとします。このしくみは、からだに自然に備わっているものなので、「自然免疫機構」とよばれます。この機構は、われわれが生まれたときから存在し、敵が侵入するや否や、すぐに働きます。

これをからだの構造と関係づけてもう少し詳しく説明しましょう。図3－2をごらんください。からだの表面には皮膚表面の角質、気道や腸管の内側の粘液、口の中の唾液、眼の表面を覆う涙などがあり、これらが病原体の侵入を防ぎます。これらの部位では、殺菌性の化学物質が多く作られていて、病原体をやっつけてくれます。これが「物理的・化学的バリアー」です。あまり意識されることはありませんが、皮膚と腸管はきわめて重要な免疫器官で、組織固有の種々のバリアーを備え、免疫学では「皮膚免疫」と「腸管免疫」という言葉があるくらいです。

万が一、これらのバリアーだけで病原体の勢いをくい止められないと、病原体の侵入組織にもともと棲み着いている種々の白血球（マクロファージや樹状細胞など）が病原体に対して殺菌物質を放出し、病原体を食べます。さらに、血管を介して新たに白血球（特に好中球や単球）が病原体の周囲に動員されて、病原体の働きをくい止めようとします。これが白血球による防衛反応、すなわち「細胞性バリアー①」です（図3-2）。

以上のような物理的バリアー、化学的バリアー、そして細胞性バリアー①の全体をあわせて、「自然免疫機構」といいます。病原体の侵入によって誘導されるのではなく、健康な人にはもともと備わっているしくみです。

病原体がからだに入ってくると、最初に働くのがこの機構で、敵の侵入に対して早く働きます（分から時間単位）。ただし、早く反応するのはいいのですが、一度入ってきた病原体をよくは覚えておらず、同じ病原体がふたたび入ってきても、前と同じような反応をします（あまり学習能力が無い！）。つまり、免疫のしくみとしては、すぐに働いてくれる優れものなのですが、教育効果がなくて、これまではやや原始的なしくみと思われてきました。でも、実は自然免疫は獲得免疫が働きすぎないようにコントロールする役割もあるようです。原始的どころか、なかなか賢いしくみです。そして、これも後で触れますが、このしくみは訓練すると強くなることから、「訓練免疫」という新しい概念が最近出てきています。

教育効果でパワーアップする獲得免疫

自然免疫機構に加えて、われわれのからだにはもう一つ「獲得免疫機構」(図3-2の細胞性バリアー②)というしくみがあります。生後に、感染経験とともに獲得する免疫のしくみです。病原体の侵入に適応してできるので「適応免疫」ともいいます。白血球の一種であるリンパ球が主役です。自然免疫を突破して体内に侵入してきた病原体に対して対抗する役割を持ち、病原体の侵入が繰り返されると、そのたびに働きが強くなります。前述した自然免疫とは違い、獲得免疫には強力な教育効果があるのです。

それは、リンパ球が「記憶」を持つようになるからです。病原体が自然免疫のバリアーを越えて獲得免疫の領域に入ってくると、リンパ球はその病原体により活性化(=刺激)され、B細胞の場合、病原体に対応する抗体を作ります。それからまた時間をおいて同じ

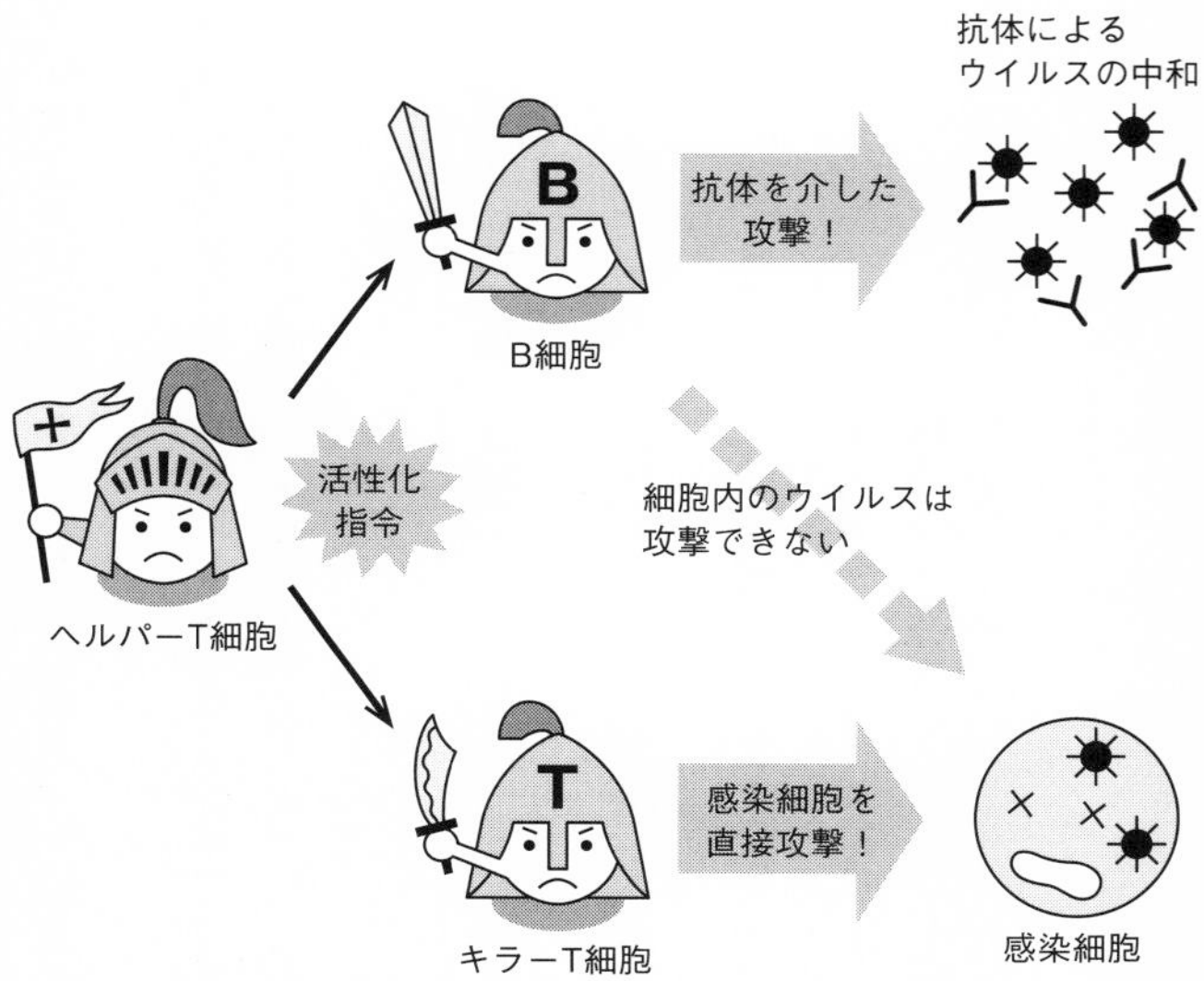

図3-3　ヘルパーT細胞はB細胞とキラー細胞に指令を出す

（『新型コロナ 7つの謎』〈講談社ブルーバックス〉より転載）

病原体が侵入してきたとします。すると、B細胞は以前出会った病原体を覚えていて（＝記憶を獲得していて）、前より強く働き、より多くの抗体を作って病原体を追い出そうとします（図3－3）。一度会った敵に再び出会うと、前より強い攻撃能力を示すのです。一方、その他の病原体に対する攻撃能力は変わっていません。この現象を「免疫記憶」といいます。リンパ球だけが持つ特殊な能力です。

リンパ球には主にT細胞とB細胞の2種類があります（図3－3）。T細胞はさらにヘルパーT細胞とキラーT細胞に分かれます。ヘルパーT

細胞は獲得免疫機構における司令官に相当し、ウイルスの侵入を感知すると、自分の兄弟であるB細胞に指令を出して、抗体を作らせます。さらにヘルパーT細胞はもう一人の兄弟であるキラーT細胞にも指令を出して、活性化させます。抗体は血液や体液中に存在するウイルスを殺します。ただし、ウイルスが細胞に感染すると、抗体では対処できません。ウイルスは細胞の中で増えるので、感染細胞自体を殺さないとウイルスは完全には排除できないからです。ここで活躍するのがキラーT細胞です。キラーT細胞はウイルスに感染した細胞を殺します。

つまり、からだの免疫は二段構えであり、自然免疫と獲得免疫が順番に働くことにより、からだからウイルスが排除されるようになります(図3-2)。

自然免疫と獲得免疫で異なる病原体の認識方法

自然免疫と獲得免疫では、関与する細胞の種類が大きく違いますが、それ以外にも大きな違いがあります。それが相手を認識する方法です。

①自然免疫の異物認識の仕方

自然免疫に関わる細胞は、異物を大まかに認識する「アンテナ」を持っています。「異

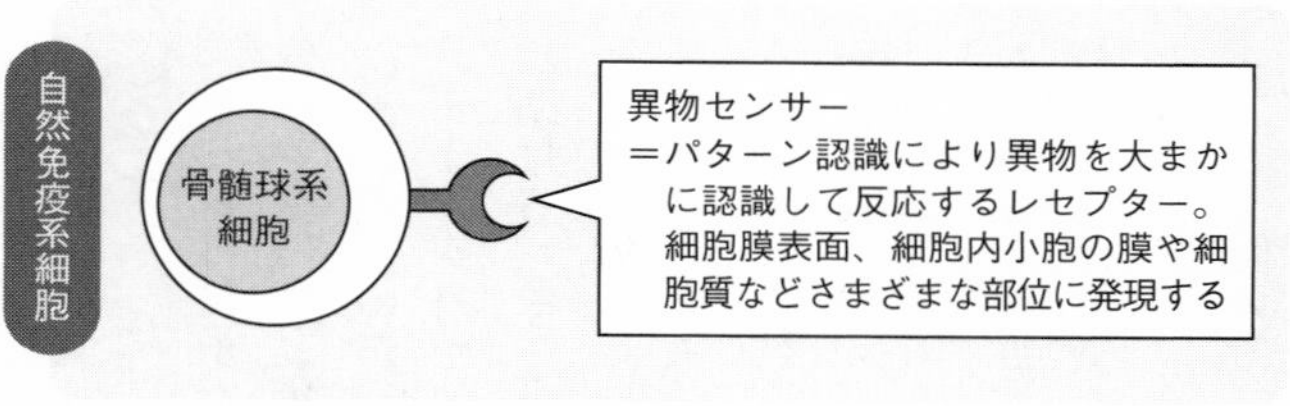

図3-4　自然免疫による異物認識の仕方
（『新型コロナ 7つの謎』〈講談社ブルーバックス〉より転載）

物センサー」と総称される一群のタンパク質です。これは、異物を大まかに認識するアンテナで、DNAウイルスだなとか、RNAウイルスだなとか、細菌だなとか、相手を大まかにパターン認識します（図3-4）。

自然免疫系の「異物センサー」の特徴は、病原体だけでなく、自分のからだの壊れた成分まで認識できることです。たとえば、自分の細胞が壊れたときに放出される一部のタンパク質や脂肪酸を認識して、自然免疫系細胞は種々の炎症性サイトカインを産生・放出します。つまり、「異物センサー」は、病原体のような外部からの危険信号だけでなく、細胞が壊れたときに放出される物質や組織に沈着する物質なども、危険信号として感知できるのです。

自然免疫系の「異物センサー」は、大きく分けて2つのパターンを認識します。一つは、病原体由来の分子パターンPAMP（pathogen-associated molecular pattern：病原体関連分子パターン）であり、もう一つは、先に述べた、自分の細胞が壊れたときに放出される分子パターンDAMP（damage-associated molecular pattern：傷害関連分子パターン）です。

これらの分子パターンは、ワクチンの効果にも重要な働きをしています。ワクチンが十分な免疫効果を発揮するためには、自然免疫機構をまず活性化する必要があります。この役割を担うのが、多くのワクチンが含む「アジュバント（免疫増強物質）」です。アジュバントは、英語で adjuvant と書き、もともとラテン語由来の言葉です。ad- は加える、-juv- は助ける、-ant は物質を意味します。つまり、ワクチンと一緒に投与することによってワクチンの効果を助けてくれる物質全般を指します。

実は、アジュバントは、ウイルスの侵入を探知する異物センサーを刺激し、自然免疫系を発動させる役割を担っています。自然免疫がうまく立ち上がると、ワクチンが誘導する獲得免疫の効果がさらに高まります。

このように、ワクチンが良い効果を発揮するためには、まずは自然免疫の活性化が必要なのです。最近、ワクチンは危険だという本を書いている近藤誠氏は、アジュバントは免疫を不当に刺激して悪いことをすると言っていますが、話はそんなに単純ではありません。「馬鹿とハサミは使いよう」という諺《ことわざ》がありますが、それと同様です。切れないハサミでも使い方によっては何かの役に立つことがあります。一見、愚かに見える人でも使

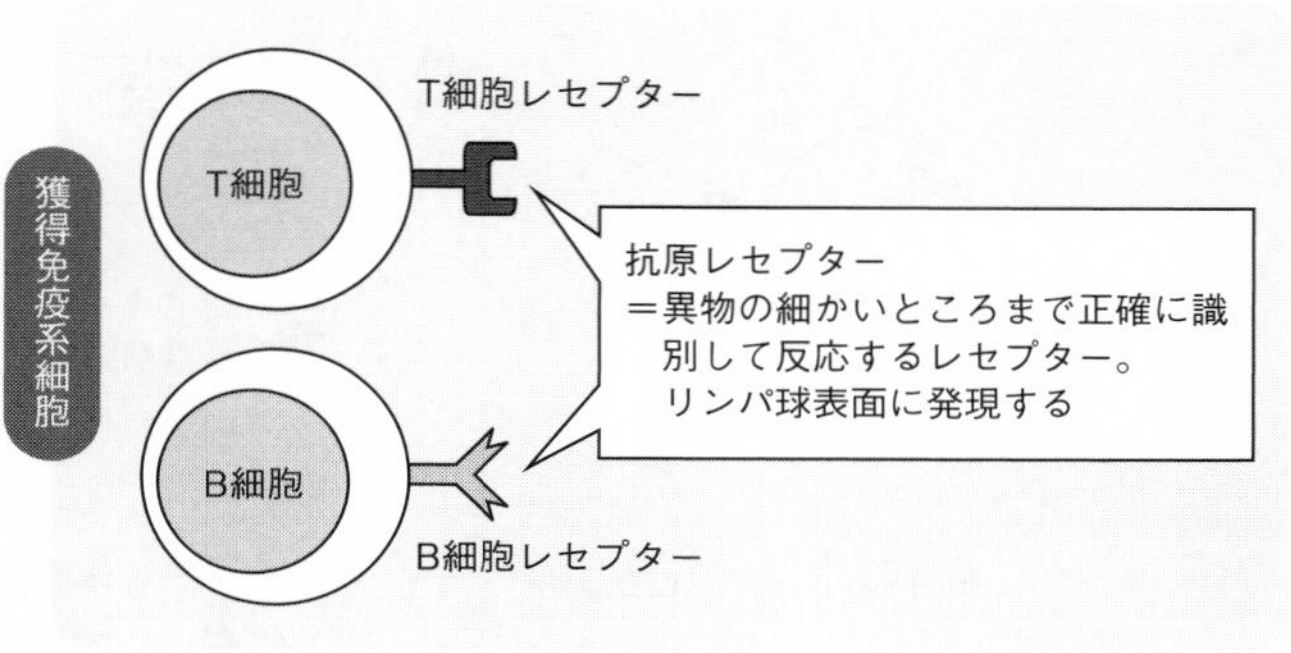

図3-5　獲得免疫による異物認識の仕方
（『新型コロナ 7つの謎』〈講談社ブルーバックス〉より転載）

いどころを見つければ素晴らしく役に立つ仕事をします。すなわち、使う側の力量や能力のほうが道具よりはずっと大事なのです。道具はうまく使うもの、これはアジュバントもまったく同様で、アジュバントが常に悪いのではありません。免疫学は日進月歩であり、いつまでも古い知識のままだと困ったことになります。

②獲得免疫系細胞の異物の認識の仕方

自然免疫系の細胞とは異なり、獲得免疫系を構成する細胞は、「抗原レセプター」という「超高性能アンテナ」を用いて異物認識をします。同じウイルスでも、新型コロナウイルスかインフルエンザウイルスかを識別するだけでなく、コロナウイルスの細かい種類まで識別することができます（図3－5）。

T細胞、B細胞は、細胞表面にそれぞれT細胞レ

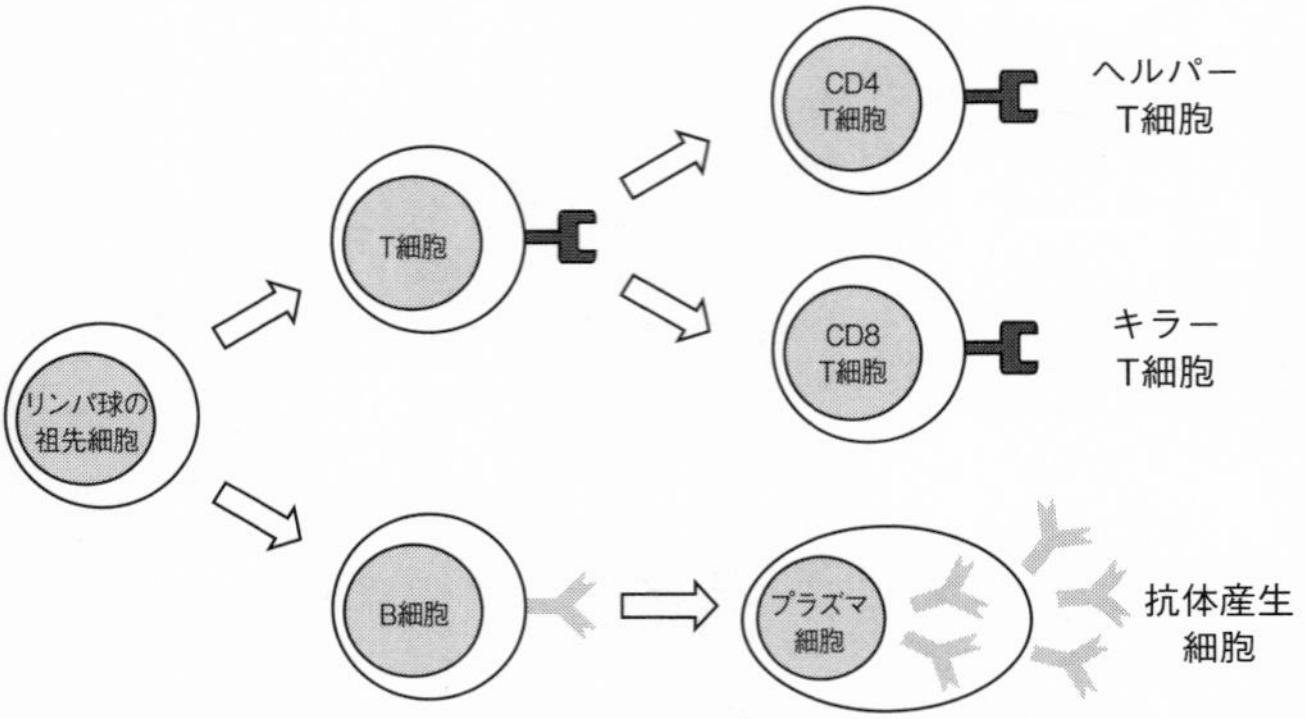

CDは、ヒトのリンパ球を主としたさまざまな細胞表面に存在する分子（表面抗原）に結合するモノクローナル抗体の国際分類。多彩な機能を持つリンパ球の種類を識別する表面マーカーとして使われる。ヘルパーT細胞はCD4T細胞、キラーT細胞はCD8T細胞と言われる

図3-6　T細胞、B細胞の分化図

（『新型コロナ 7つの謎』〈講談社ブルーバックス〉より転載）

セプター、B細胞レセプターとよばれる「抗原レセプター」を持っています（図3－5）。抗原レセプターは、世の中に存在する、ほぼすべての抗原に対応する構造（タンパク質）を持ちます。

1人の人が持つ抗原レセプターは非常に多様で、何十万種類もあります。

ただし、1つのリンパ球に発現する抗原レセプターは1種類のみです。そして、1つの細胞上に少なくとも数万本の同一のアンテナが立っています。つまり、1つのリンパ球は1種類の抗原しか認識できませんが、免疫系全体としては何十万種類ものリンパ球が存在するので、われわれのからだはあわせて何十万種類もの抗原を認識で

きるのです。

リンパ球は主にT細胞とB細胞からなります。もともとは骨髄で作られたリンパ球の祖先細胞が、成熟の過程を経て、T細胞とB細胞に分化して、さらにT細胞が、獲得免疫の司令塔といわれるヘルパーT細胞と、ウイルスに感染した細胞をウイルスごと殺すキラーT細胞に分化していきます（図3-6）。私たちの免疫系は、高度な獲得免疫系に必要な役者を、同じ祖先細胞から作り出しているわけで、その精妙なしくみには驚かされます。ただし、骨髄の働きは加齢によって次第に低下するので、加齢とともにリンパ球を含む免疫細胞の働きが低下していきます。高齢者が新型コロナウイルス感染症で重症化しやすいのはこれが大きな理由です。

「抗体」を使って自己と非自己を区別する

「抗原」と「抗体」についてもう少し詳しく説明しましょう。

「抗原」とは、われわれの免疫系が認識する「目印」のことです。その目印に選択的に結合するのが「抗体」です。私たちの免疫系は、この「抗体」を用いて、「自己」と「非自己」を区別しています。

たとえば、ウイルスの表面や内部には「抗原」となりうる多種類のタンパク質が存在します。1つの病原体には多数の「抗原」が存在しています。抗原は1種類ではありません。たとえば、新型コロナウイルス粒子上のスパイクタンパク質は約1200個のアミノ酸から構成されています。

私たちの免疫系は、スパイクタンパク質を全体で認識するのでなく、スパイクタンパク質を構成するアミノ酸の並び方（5～8個の配列）を見て、自分由来のものか否かを認識します。つまり、ウイルスのスパイクタンパク質には、多数の免疫の目印があるわけです（図3-7）。このような目印（抗原）に対して作られるのが「抗体」です。われわれのからだが「抗原」に反応して作るタンパク質で、免疫グロブリンともよばれます。

B細胞の表面には「抗原レセプター」があり、そこに強く「抗原」が結合すると、B細胞が刺激を受けて増殖を始めます。すると、B細胞はプラズマ細胞に分化して細胞内で「抗体」を作り始め、やがてそれを細胞外に放出します（図3-6）。これが血液中に免疫グロブリンとして検出される「抗体」です。「抗体」の形は「抗原レセプター」と同じなので、「抗原」には抗体が結合し、病原体の場合には不活化あるいは死滅することになります。

ワクチンは自然免疫系と獲得免疫系を特異的に刺激します。ワクチンのなかには、病原体の目印である抗原分子あるいは抗原分子の設計図である遺伝子の一部が含まれていて、

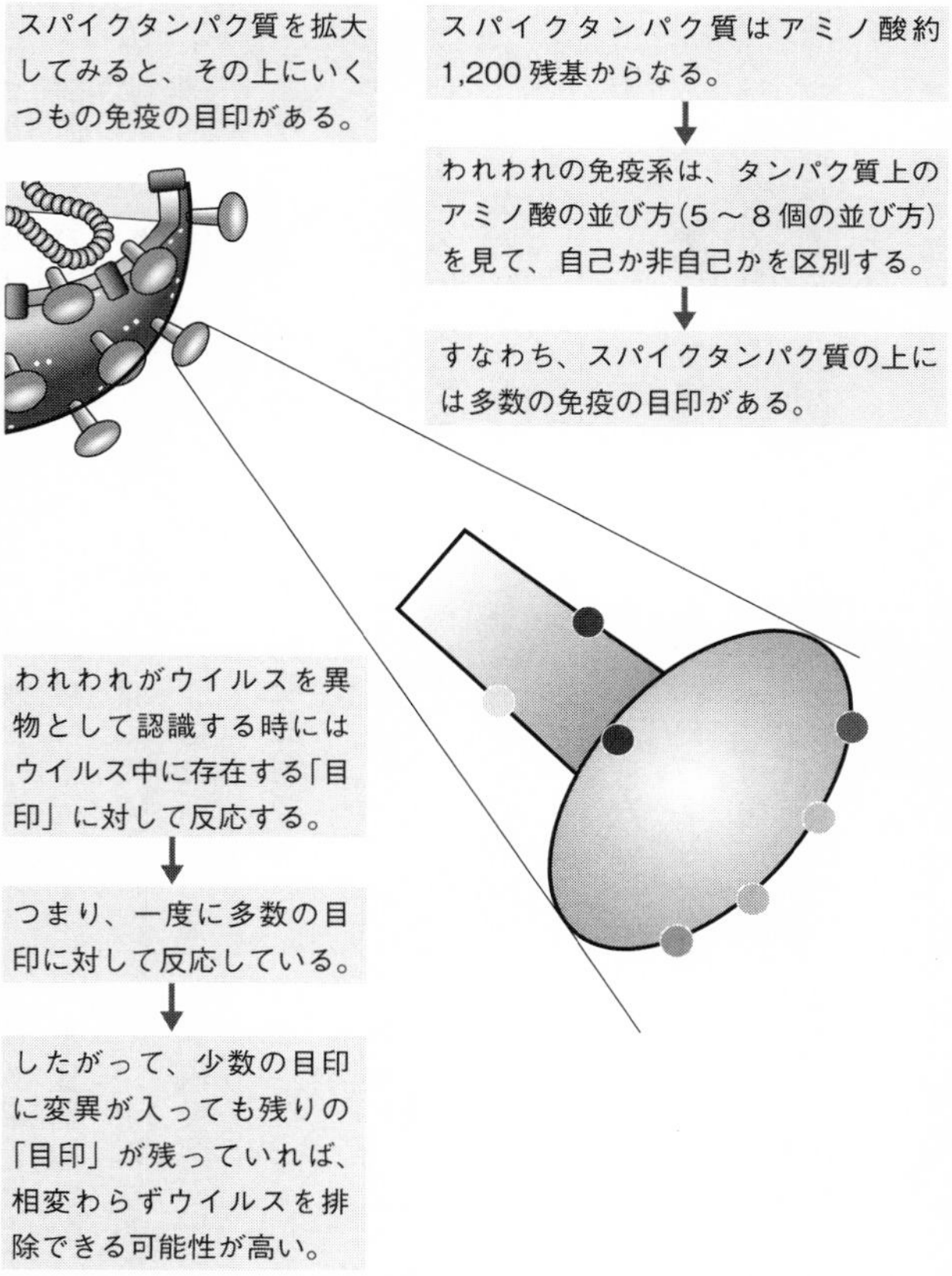
スパイクタンパク質を拡大してみると、その上にいくつもの免疫の目印がある。

スパイクタンパク質はアミノ酸約1,200残基からなる。

われわれの免疫系は、タンパク質上のアミノ酸の並び方(5～8個の並び方)を見て、自己か非自己かを区別する。

すなわち、スパイクタンパク質の上には多数の免疫の目印がある。

われわれがウイルスを異物として認識する時にはウイルス中に存在する「目印」に対して反応する。

つまり、一度に多数の目印に対して反応している。

したがって、少数の目印に変異が入っても残りの「目印」が残っていれば、相変わらずウイルスを排除できる可能性が高い。

図3-7　新型コロナウイルスのスパイクタンパク質

接種すると、まず自然免疫が刺激された後に、ヘルパーT細胞が刺激され、さらにヘルパーT細胞からの指令により、病原体に結びつく抗体を作り出すB細胞が増殖するようになります。これによって、実際に特定の病原体に感染したときに、すみやかに病原体反応性のT細胞や抗体が作られて、その結果、病原体に対する強力な防御反応が出現してきます。

リンパ球と二度なしの原理（免疫記憶）

通常、抗原が初めて入ってきてから十分な抗体量ができるまでには数日かかります。体内にはウイルスに反応できるリンパ球は存在しているのですが、その数が初めは少ないために、それが病原体を追い出すのに十分な数まで増えるのに一定の時間が必要です。だから風邪をひくと、治るまでに数日かかるのです。これは新型コロナウイルス感染症でも同様です。ちなみに初めての免疫反応のことを一次免疫応答といいます。

しかし、二度目の抗原侵入のときは、前に反応したリンパ球が一部残っているので、この状況は大きく変わり、反応できるリンパ球は急激に増えるようになります。しかも増えたリンパ球は前に自分が反応した相手を覚えています。したがって、ウイルスが一度目に感染したときには、多くの場合、うまく防御できずに病気を発症しますが、これが治って、二度目に同じウイルスが入ってきたときには、からだが準備状態となっているの

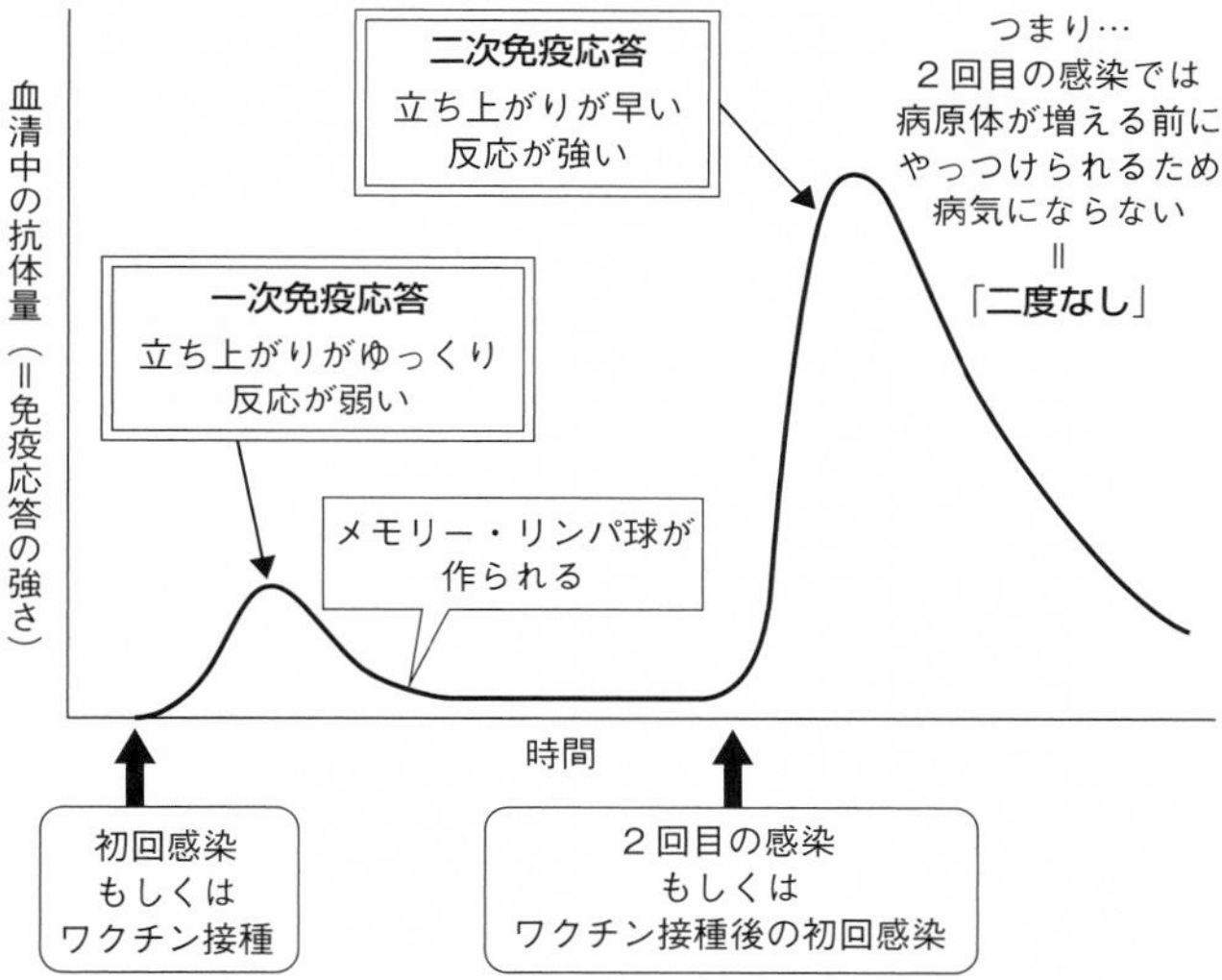

図3-8　ワクチンにより強い免疫ができるしくみ
（『免疫力を強くする』〈講談社ブルーバックス〉より転載）

で、あっという間に免疫反応（二次免疫応答）が起こり、抗体ができ、キラーT細胞が働きます（図３－８）。

したがって、二度目の感染の際には、症状が出る前にウイルスが排除されるか、あるいは症状が出ても軽くすむということになります。これが「免疫記憶」とよばれる現象です。

ワクチン接種は、実際に病原体に感染することなく、自らの免疫系に「免疫記憶」を植え付けます。新型コロナワクチンも、一度から二度の接種だけで一定期間その効果を維持できるのも、この「免疫記憶」が誘導されて、さらにそれが維持されるからです。

ワクチンは、通常、複数回接種しますが、それはその過程でワクチンに対応する抗原に反応する特異的なリンパ球が増殖して、その数が大きく増加するようになるからです。このときにメモリー・リンパ球(記憶リンパ球)という細胞が増えてきます。メモリー・リンパ球は、特定の抗原に出会ったことを覚えているリンパ球です。普通のリンパ球は、抗原に反応して増殖し始めるのには1日程度の時間的な遅れがあり、しかも一定数になるまで時間がかかりますが、メモリー・リンパ球は、然るべき抗原(自分の抗原レセプターに結合する抗原)、たとえば新型コロナワクチンであれば、新型コロナウイルスの抗原に出会うとあっという間に増殖を始めます。Bリンパ球のメモリー・リンパ球であれば抗体をたくさん作り、Tリンパ球のメモリー・リンパ球であればウイルスに感染した細胞をただちに攻撃します。

つまり、メモリー・リンパ球ができていると、抗原が入ってきてからの反応が非常に早くなり、一度感染症にかかると再び同じ感染症にはかからない(あるいはかかりにくい)という免疫の最大の利点「二度なし」の現象が見られるようになるのです(図3-8)。

自然免疫を強化する訓練免疫

前述したように、新型コロナワクチンでは、獲得免疫の抗体ばかりに焦点が当てられていますが、「免疫力」は、自然免疫と獲得免疫の総合力で決まるものです。それゆえ変異ウイルスが誕生したからといって、突然、ワクチンがまったく効かなくなることはありません。

第1章の最後でも説明しましたが、ファイザー製とモデルナ製のmRNAワクチンは、日本で猛威を振るっている英国型変異株（アルファ型）やインド型変異株（デルタ型）に対しても、高いレベルの予防効果が確認されています（2021年6月時点）。mRNAワクチンは自然免疫や獲得免疫を強く刺激するだけでなく、獲得免疫の抗体が多少合わなくなっても、抗体に頼らないキラーT細胞などを刺激して、細胞免疫の力も利用しながら、ウイルスを抑え込むことができるのです。

これまで、自然免疫は、異物に出会ったことを記憶することができないため、「免疫応答」の強化は起きないと思われてきました。しかし、最近は、自然免疫系は異物に繰り返しさらされると、免疫応答が強くなることがわかっています。この強くなった反応のことを「訓練免疫」（trained immunity）といいます。

海外旅行では、現地の水道水を飲むと下痢になるので、観光客は極力ミネラルウォーターを飲むようにアドバイスされることがあります。しかし同じ日本人でも駐在員のように現地の滞在生活が長くなると、からだが慣れてきて、水道水を飲んでも、簡単には下痢にならなくなります。これも「訓練免疫」のおかげです。

訓練免疫の例としてよく挙げられるのが、結核のワクチンであるBCGによる効果です。BCGは、弱毒化したウシ結核菌を用いたワクチンで、結核の予防を目的として、乳児に1回、皮内接種します。すると、結核菌に対する特異的免疫が誘導されて、その効果は通常、20年ぐらい持続します。最近、BCGが注目されているのは、この結核に対する免疫誘導作用よりは、むしろ、結核菌以外の病原体に対する「オフターゲット効果」です。

たとえば、生後1年以内の幼児にBCG接種をすると、その後、何年もの間、結核菌以外の種々の病原体（細菌やウイルス）に対してからだの抵抗性が誘導され、感染症による死亡率が低下するという現象が世界各地から報告されています。すなわち、BCG接種によって、乳幼児の自然免疫が訓練を受けて能力が高まり、病原体への抵抗力が非特異的に強まる可能性が考えられています。

BCG接種でさまざまな感染症にかかりにくくなる

BCGの免疫効果が何年ぐらい続くのかが興味深い点ですが、インドや南アフリカでの調査によると、生後すぐにＢＣＧ接種した場合、その後20年程度経つと、結核菌反応性Ｔ細胞の数は低下していました。しかし、その後、再度ＢＣＧ接種をすると、獲得免疫が刺激され、結核菌反応性Ｔ細胞が再び増加することが確認されました。しかも、自然免疫細胞も顕著に増加し、その効果は1年以上観察されたとのことです。これらのことから、ＢＣＧによる免疫効果は時間とともに低下するものの、長期にわたって再度刺激可能であり、自然免疫に関しては初回ＢＣＧ接種後20年以上であっても再刺激できるようです。

このように、ＢＣＧや結核菌の菌体成分は自然免疫を強く刺激しますが、他にも自然免疫を刺激できる物質が多々存在します。たとえば、前述したアジュバントとよばれる免疫増強物質です。

子どもたちが感染しにくいのは自然免疫が強いから？

ＢＣＧ接種以外でも、ワクチン接種を頻回に受けている学童では、実際に自然免疫が訓練されていることが最近明らかになっています。子どもたちは、小学校を卒業するまでに10種以上もワクチン接種を受けるので、そのたびにアジュバントによる刺激で自然免疫が訓練されます。これが、子どもたちではウイルス対抗能力が高く、新型コロナウイルス感染症が重症化しにくいことの理由の一つである可能性があります。実際、最近出た論文[※1]で

※1　*J Clin Invest*, 6(9):e148694, 2021.

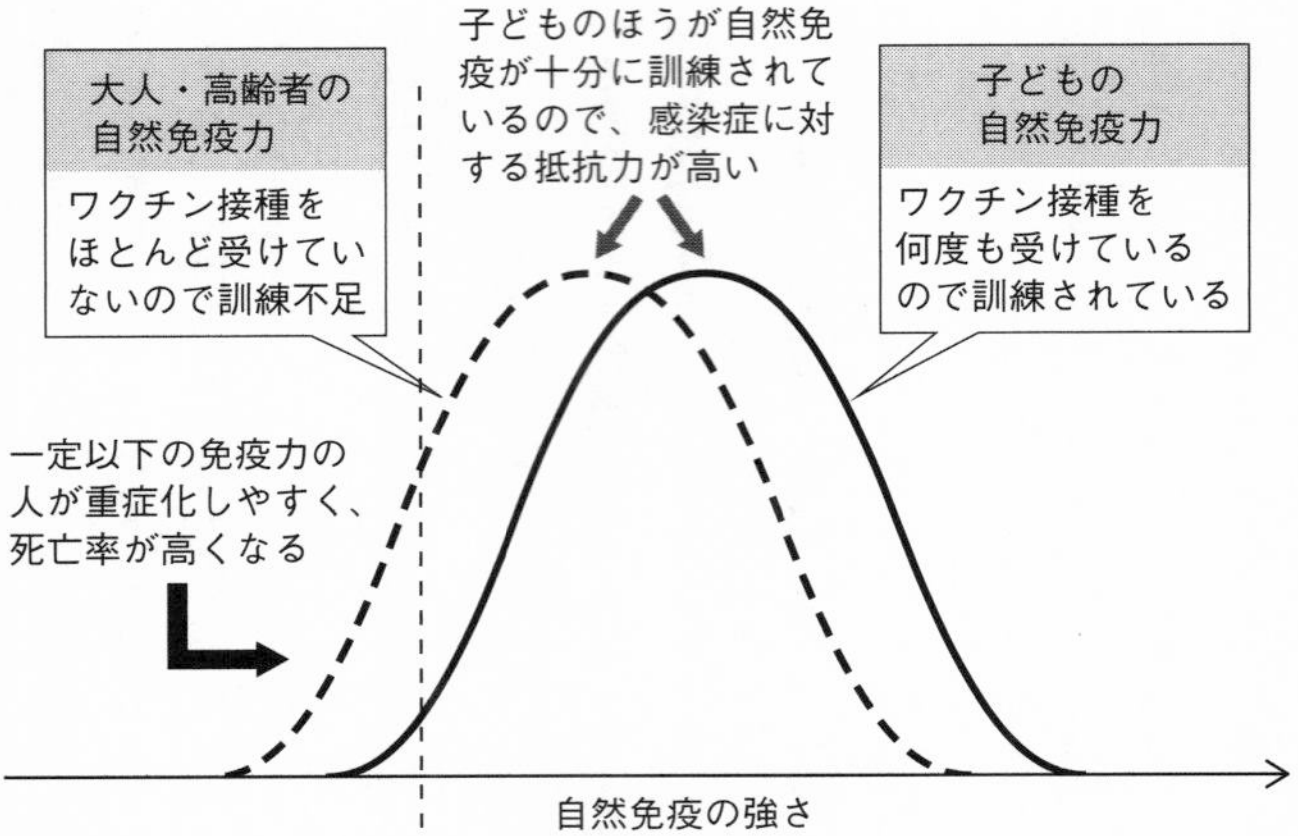
大人・高齢者の
自然免疫力
ワクチン接種を
ほとんど受けてい
ないので訓練不足
子どものほうが自然免
疫が十分に訓練されて
いるので、感染症に対
する抵抗力が高い
子どもの
自然免疫力
ワクチン接種を
何度も受けている
ので訓練されている
一定以下の免疫力の
人が重症化しやすく、
死亡率が高くなる
自然免疫の強さ

図3-9　子どもと大人の自然免疫力

（『新型コロナ 7つの謎』〈講談社ブルーバックス〉より転載）

は、新型コロナに感染した子どもたちの鼻腔内ではウイルス受容体であるACE2やTMPRSS2の発現の強さは大人と変わらないものの、自然免疫に関わる種々の遺伝子が軒並み大人より高く発現し、自然免疫細胞が作る種々のサイトカイン、ケモカインの鼻腔内濃度も子どものほうが大人よりも高く、獲得免疫細胞であるT細胞、B細胞の活性化の度合いも高いことが報告されています。つまり、子どもたちの自然免疫のほうがふだんから訓練されているために、ウイルス侵入に際して、大人に比べて粘膜面での自然免疫が強く働き、そのために獲得免疫も働きやすくなっていることが考えられます（図3-9）。

これに関連して、子どもたちは新型コロナウイルスが取り付くＡＣＥ２という受容体の発現が大人に比べて低いため、感染しにくいとの報告がありますが、先に述べたようにそうではないという報告もあります。少なくとも、子どもの感染率が大人よりもずっと低いということはないようです。

一方、インフルエンザに関しては、大人に比べて子どものほうが感染しやすいのですが、これはおそらく、インフルエンザは毎年流行するので、大人のほうが子どもよりウイルスにさらされた回数（＝経験）が多く、少しは獲得免疫ができているせいなのかもしれません。つまり、子どものほうが大人より自然免疫は強いものの、一定量以上のインフルエンザウイルスが飛び込んでくると、自然免疫だけでは感染を防ぐことができず、一方、大人のほうは前の年からの残りで少しは獲得免疫があるために、子どもよりはインフルエンザにかかりにくいのかもしれません。

アジュバントの欠点

アジュバントを加えると、ワクチンの免疫効果が強くなるので、ワクチンに入れる抗原の量を減らしたり、必要な投与回数を減らしたりすることができます。一方、アジュバントは、からだの免疫のしくみ（特に自然免疫系）を強く刺激して局所に炎症性サイトカインを作らせることから、投与を受けた部位が赤く腫れたり、熱が出たり、時には全身性に発熱することもあります。

しかし、アジュバントを加えないとワクチンの効果がよく出ないことから、なるべく副作用の少ないアジュバントの開発が急がれています。

現在、ワクチンのアジュバントとして最もよく使われているのは、アルミニウム塩（塩化アルミニウム）です。他のアジュバントよりは副作用が少ないのですが、それでも注射部位に痛みが出たり、発熱や倦怠感をもたらすことがあります。それにしても、病原体の構成成分にアルミニウム塩のようなアジュバントを添加すると、なぜ免疫応答をする機能が増進するのでしょうか。ウイルスの構成成分でもない金属化合物を加えることでワクチンの効果が高まることに疑問を持たれる方も多いでしょう。

実は私たちのからだを構成する、ほぼすべての細胞に病原体や異物を捉えるセンサータンパク質があることが近年の研究でわかってきました。これは「異物を認識して排除するのはリンパ球で、組織の細胞は単なる背景役か、よくて脇役」という常識を覆すもので、免疫学の教科書を書き換えるような大発見です。この発見に対して２０１１年ノーベル生理学・医学賞が２人の研究者に与えられています。

この異物センサーは、病原体などの異物だけでなく、細胞が壊れた時に自分の細胞から放出される物質や組織に沈着する物質なども、危険信号として感知できるのです（図3－4）。実は、アジュバントとして最もよく使われるアルミニウム塩は、白血球に働いてDNAを放出させ、放出されたDNAが異物センサーを刺激します。

本来、核の内部に保存されているDNAが放出されるということは、自らの細胞が壊れている緊急事態が起きていることを示唆しています。その結果、免疫応答を促す炎症性サイトカインが作られるわけです。これによってワクチンによってブーストされる「免疫力」がさらに増強されるのです。

新型コロナワクチンにはアジュバントは使用されていない

実は、現在、日本で接種が進められているファイザー社やモデルナ社の新型コロナワクチンには、アジュバントは添加されていません。にもかかわらず、95％近い有効率が出ている背景には、mRNAワクチンの有効成分であるmRNA自体やmRNAを包む脂質膜がアジュバントとして働いて自然免疫系を活性化する可能性を指摘する研究者もいます。

一方でこうした考えに否定的な研究者もいます。mRNAワクチンの高い有効率は、ウイルス抗原であるスパイクタンパク質を効率よく生み出していることによるとの考えです。ウイルス由来のmRNAは、ヒトの自然免疫によって排除されないように、その構成成分であるウリジンをN1−メチルシュードウリジンという似て非なるものに置換されています。このためにmRNAの翻訳効率が高くなり、効率的にスパイクタンパク質が作られ、その結果、強い抗原刺激が起きていると考えられています。私も、mRNA自体がアジュバントとして機能していることはなく、むしろ脂質膜のようなmRNA以外のものがアジュバント活性を持っている可能性があると考えています。

ウイルスを殺すのは必ずしも抗体とは限らない

新型コロナウイルスを不活化するメカニズムにはかなりの個人差があるようです。これまでは一般的に、獲得免疫系のB細胞が作る抗体がウイルスを不活化する、あるいは殺すと考えられてきました。このような抗体はウイルスの作用を中和することから、中和抗体とよばれています。ところが、自然免疫がしっかりしていれば食細胞がウイルスを食べて不活化し、排除します。つまり、さらされるウイルスの量が一定以下であれば、「中和抗体」など使わずとも、自然免疫だけで対処できます。しかし、ウイルスの量が多くなったら自然免疫だけでは防げず、その場合には、獲得免疫の出番となります。

獲得免疫が動き出すと、多くの人は中和抗体を作るのですが、なかには中和抗体がほとんどできないまま感染から回復してしまう人がいるようです。さらに、先天的にB細胞が欠損しているために抗体を作ることができない人でも新型コロナウイルス感染から無事に回復できるようです。このようなことから、われわれのからだには抗体に依存せずにウイルスを排除するメカニズムが存在することがわかります。

主なものは、キラーT細胞による感染細胞の排除です。新型コロナウイルスに対する中和抗体は、細胞の外にいるウイルスに結合して不活化し、排除しますが、細胞の中に入ることができないので(＝分子量が大きいので細胞内には入れない)、細胞内で増えているウイルスには働くことができません。それに対処するのがキラーT細胞です。

新型コロナウイルスが自然免疫を乗り越えて、獲得免疫の「本丸」にまで侵入してくると、最初にコロナ反応性のヘルパーT細胞が活性化して、その数が増えます。この際には、通常、ヘルパーT細胞はB細胞を刺激して抗体を作らせるのですが、人によってはキラーT細胞のほうを選択的に活性化して、キラーT細胞がウイルス感染細胞を見つけ出して殺すということが起きているようです。このような場合には、抗体ではなくてキラーT細胞がウイルス排除に働くということになります。実際にこのような人がどのくらいの割合で存在するのか興味がありますが、まだ良い報告がありません。今のところ、T細胞だけでウイルスを排除する人、T細胞と抗体のコンビネーションでウイルスを排除する人、抗体だけでウイルスを排除する人の割合は不明です。いずれにせよ、ウイルスを排除するメカニズムは抗体だけでなく、自然免疫もT細胞も重要です。

再三にわたり説明しているとおり、われわれは中和抗体だけでウイルス防御をしているのではなく、その他の種類の抗体や、さらにはキラーT細胞、NK（ナチュラルキラー）細胞などの免疫細胞を総動員してウイルス排除にあたります。米国の科学誌『Cell Host & Microbe』に出た論文※2では新型コロナウイルスには約1400個のT細胞が認識する目印（エピトープ）があることが示されています。これだけの数の目印があるのですから、少々、変異株で目印が減っても効果がまったくなくなるわけではありません（図3－7）。

また、仮に、抗体を作らせる能力が低くなっても、ワクチン接種をすれば、その他のメカニズムが代償的に働いて変異株にも良い効果を示すのです。ワクチンといえばすぐに中和抗体の話になりますが、中和抗体価だけで抗ワクチン免疫が決まるのではありません。変異株は抗体が効きにくいからワクチンが効かないかもしれないという単純な話ではないのです。

もちろん今後も、新型コロナウイルスは変異を重ねていくでしょうから、当初の特徴に合わせて作られた抗体が、変貌を遂げた敵を見分けられなくなり、ワクチンを作り変えなければならない時がやってくるかもしれません。しかしワクチン接種によって増強された自然免疫系と獲得免疫系は新型コロナウイルスの感染拡大をある程度食い止めてくれるは

※2　*Cell Host Microbe*, https://doi.org/10.1016/j.chom.2021.05.010

ずです。その間に変異株に最適化した新しいワクチンを開発すればよいのです。

コラム　新型コロナウイルス人造説の真贋

2020年中国・武漢市で突如として現れた新型コロナウイルス（SARS-CoV-2）ですが、どのような経緯で誕生したかについては完全に解明されたわけではありません。最初にアウトブレイクが起きた中国・武漢市には「中国科学院武漢ウイルス研究所」があることから、発生当初から、SARS-CoV-2は人造ウイルスではないかという噂が流れていました。

SARSウイルスのスパイクタンパク質をコードする遺伝子領域を見ると、明らかに普通では考えられないような塩基配列があり、それがどこかのウイルスから組み込まれたものではないか、したがって、このウイルスは人造ウイルスではないか、あるいはどこかで作ったウイルスが漏れ出たのではないかということが、かねてからしきりに言われてきました。

しかし、米国・カリフォルニアのスクリプス研究所のグループが、ヒトおよび中間宿主の可能性があるコウモリ、センザンコウなどから得られたSARS-CoV-2ウイルスおよび類縁ウイルスの遺伝子配列を仔細に調べた結果、このウイルスが人工的に作られた可能性は、きわめて低いという科学論文[※3]を発表しました。個人的にも「人造ウイルス説はいやな可能性だな」と思っていたのですが、この報告を見て、ちょっとほっとしたのをよく記憶しています。

世界保健機関（WHO）は、2021年1〜2月に中国・武漢市で発生源調査を実施し、3月30日には「動物から人間への感染が最も可能性が高い」という調査報告書[※4]を発表しました。この報告書は、ウイルスの発生源について、可能性が高い順に次の4つのシナリオを挙げています。

①動物から中間宿主を経由して感染

コウモリやセンザンコウなどの野生生物から似たウイルスが見つかっていることや、中間宿主を介したウイルス感染は過去にも事例があることから、WHOはこのシナリオを「考えられる、または非常に可能性が高い」（a likely to very likely）との表現で、最有力仮説としました。

②動物から直接の感染

※3　*Nat Med,* 26(4):450, 2020.

※4　https://www.who.int/health-topics/coronavirus/origins-of-the-virus

コロナウイルスの宿主であるコウモリなどの動物から直接ヒトに感染した可能性です。通常、種を超えた感染は起こりにくく、ヒトへの直接感染は起きにくいとされています。しかし、コウモリと接触が多い人からコウモリのコロナウイルスに対する抗体が見つかっていることから、直接感染の可能性は十分高いとみています。報告書では「可能性がある、または可能性が高い」(a possible to likely)という表現を用いています。

③冷凍食品による外部からの持ち込み
これは中国側が熱心に主張していたシナリオです。実際に中国が輸入した冷凍製品の包装の外側から新型コロナウイルスが見つかったことが根拠とされています。SARS-CoV-2は低温環境に耐えることができるので、報告書では「可能性はある」(a possible)と表現されました。ただし、冷凍食品が発生源になったという確定的な証拠はなく、この感染経路は3番目のシナリオになっています。

④武漢ウイルス研究所流出説
報告書では、武漢ウイルス研究所からウイルスが流出したとの説は「きわめて可能性が低い」(an extremely unlikely)との見方を示しました。その根拠は、COVID-19が確認さ

れた2019年12月以前に、類似のウイルスを扱っていた研究所がないこと、事故は安全措置や管理体制が不十分な研究所では起こりうるが、武漢の研究所はいずれも高い安全性を備えていたことなどを挙げています。

調査報告書は、コウモリやセンザンコウなどの野生生物に感染していたウイルスが何かのきっかけでヒトに感染したシナリオを有力視していますが、ヒトへの感染がいつどこで起こり、どのように感染爆発につながっていったかについては不明のままです。残念ながら、報告書の内容だけでは人造ウイルス説を完全否定できないように思います。

野生動物からの感染が有力視されている一方で、一時は影を潜めた「ウイルス人造説」がここにきて脚光を浴びています。2021年5月23日には、米紙『ウォールストリート・ジャーナル』は、武漢ウイルス研究所の研究者3人が2019年11月に体調を崩し、病院で診察を受けていたと報道しました。これは、中国が最初に武漢で新型ウイルス感染者を確認したと発表した数週間前のことでした。

5月26日にバイデン米国大統領は、コロナウイルスの起源についてさらなる調査を実施し、90日以内に報告するよう情報機関に命じたことを明らかにしました。バイデン政権の首席医療顧問のアンソニー・ファウチ氏は、以前より新型ウイルスが動物から人間に伝染したとの見方をしていました。現在でも、同氏は動物起源説を支持しているようですが、「新型ウイルスが自然発生したのか、自信がもてなくなっている」とも発言しています。

正直なところ、私はこの問題を判断するだけの情報を持ちあわせていません。新型コロナウイルスの兄弟種であるSARSの原因ウイルスSARS-CoVがコウモリからヒトに感染することで誕生したこと、中東呼吸器症候群（MERS）の原因ウイルスがラクダ由来のウイルスに起源があることなどを鑑みると、動物からヒトに直接感染あるいは、動物から中間宿主を介した感染は十分有り得るシナリオです。

一方で、SARS-CoV-2は確かにコウモリやセンザンコウに感染したコロナウイルスと似てはいるのですが、同一の配列を持つものは見つかっていないので、これは「あれっ」と思う事実です。野生動物からの感染が起きたのであれば、普通は、ほぼ同一のウイルスが宿主動物で見つかるはずだからです。人工的にウイルスに変異を導入してウイルスの性質を変えるという実験はよく行われるものであり、武漢の研究所でもこの実験が行われていたことは事実のようです。とはいえこうした傍証だけで、人造ウイルス説を支持するのはいかがなものかと思います。

ロンドン大学のアンガス・ダルグレイシュ教授とノルウェーのウイルス学者バーガ

ー・ソレンセンらは、ケンブリッジ大学の『QRBディスカバリー』という科学論文誌に「COVID‐19を引き起こすウイルスであるSARS‐CoV‐2は自然に進化したのではなく、人工的に操作された。具体的には、ウイルスのスパイクタンパク質には【挿入されたセクション】がある」と主張する論文[※5]を投稿しています。

私もこの論文を取り寄せて読みましたが、残念ながら、著者が言っているほど十分なエビデンスがあるようには思えませんでした。論文の書き方もプロとしては不十分というのが私の判定です。ということで、この論文に書かれていることから、新型コロナウイルスが人工であるということは、私としては、とても言えないように思います。

この問題は、野生生物に感染したコロナウイルスにSARS‐CoV‐2と共通する遺伝子配列が発見され、その感染経路がゲノム解析で追跡されるようになるか、人造ウイルス説を裏付ける決定的な証拠が出てくる以外に決着をつける方法はないように思えます。しかし人造ウイルス説が事実でも、証拠を持っている中国側から積極的に情報が提供されることは考えにくいため、これを証明するのは困難でしょう。前者についても、SARS‐CoV‐2と相同の配列を持つ野生生物のゲノム情報が記録されたサンプルが保管されていなければ立証は難しいため、この問題はなかなか決着がつかず、これからも堂々巡りが続くのではないかというのが私の見立てです。

※5　https://doi.org/10.1017/qrd.2020.8

第4章

ワクチン接種で将来「不利益」を被ることはないのか？

本章では次のような不安・疑問が解決します

Q．１年未満で作った急造ワクチン、本当に大丈夫？

Q．ワクチン接種でウイルス感染することはあるの？

Q．mRNAワクチン接種の長期的リスクを知りたい。

Q．接種でできた悪玉抗体が将来、禍をもたらさないか不安。

Q．ウイルス遺伝子が自分のゲノムに入らないか心配。

2021年2月から接種が始まったmRNAワクチンも、5月に製造承認が出たアデノベクターワクチンも、これまでこれほど短期間に、しかもこれほど大人数の人に投与されたことは、歴史上ありません。初めてのことです。そのため、今見えていない副反応がいずれ見えてくるという意見が一部にあります。新型コロナウイルスにはまだわからないことも多く、もちろん、それを完全に否定することはできませんが、私はそのような可能性は非常に低いであろうと考えています。本章では、新型ワクチンのしくみを説明したうえで、その理由を詳しく説明していきます。

従来型ワクチンの特徴

mRNAワクチン、ウイルスベクターワクチンについての解説を進める前に、現在実用化されているワクチンの種類とその特徴を整理しておきましょう。

①生ワクチン……文字通り、生きた病原体を使うワクチンです。ただし、ホカホカの「生」で使うと、本当の感染が起こってしまう可能性があるので、病原体の感染性を人工的に低下させておき、それをワクチンとして使います。感染性を人工的に低下させる方法としては、病原体を弱らせるような条件で培養したり、あるいは遺伝子組換えによって病

原体を弱めたりします。

現在、このような低病原性生ワクチンとして使われているのは、BCG、はしか、風しん、おたふく風邪、水ぼうそう、などのワクチンです。これらのワクチンは低病原性の病原体を含むので、体内に入ると、弱い感染を引き起こして、その結果、普通の感染に近い状態でからだの抵抗性が呼び起こされることになります。つまり、実際に病気が起こった時に近いかたちの免疫がつく（＝抵抗性が付与される）のです。これは大きなメリットです。

一方、このタイプのワクチンのデメリットは、病原体の感染力が少しは残っているので、ワクチンを受ける人の抵抗力が下がっていると、もとの病気と同じような感染が起こってしまうことがまれにあることです。ポリオの生ワクチンでは、過去に、440万回の投与に対して1例程度の低い頻度ですが、ポリオが発症してマヒが現れた不幸なケースがあり、2012年からは不活化ワクチンが使われるようになりました。

新型コロナワクチンについては現在さまざまな種類のワクチンの研究開発が進んでいますが、安全性の問題もあり、生ワクチンを作る取り組みは行われていないようです。
②不活化ワクチン……病原体の感染する能力を失わせてから製剤化したものです。病原体の感染力を失わせる方法としては、熱を加えたり、紫外線を照射したり、ホルマリンやフ

エノールなどの薬剤で処理したりするなど、いろいろな方法があります。不活化ワクチンには、百日咳、ヒブ、日本脳炎、インフルエンザ、A型肝炎、不活化ポリオワクチン、などがあります。これらのワクチンは、病原体が不活化されているので、生ワクチンのように病気を起こす可能性は低いのが長所です。ただし、不活化ワクチンは、あらかじめウイルスを培養し、その病原体を試験管内や鶏卵などの中で生きたかたちで増やす必要があります。また実際に病原体が本当に不活化されているのか確認しなければならないため、製造に時間がかかります。

インフルエンザワクチンの場合、ワクチンを大量に供給するため、孵化させた鶏卵にウイルスを接種して増やしてこれを回収したうえで、不活化の処理を行います。ところが、新型コロナウイルスの不活化ワクチンでは、作製時間短縮のために試験管内で培養細胞を使うというアプローチをとっています。

もう1つ不活化ワクチンの問題点は、生ワクチンのように体内で増えることがないので、1回だけの免疫では十分な抵抗力を付与することができないことです。このために、ワクチンの中に「アジュバント」とよばれる免疫増強剤（第3章参照）を加えたうえで、数回の接種を行うのが普通です。

新型コロナウイルスについては、中国がシノバックとシノファームという2種類の新型コロナウイルス不活化ワクチンを開発して、すでに中国国内や世界各地で接種が進められています。しかし、南米やアフリカ諸国での予備的データを見ると、期待されるほどの効果が出ていないように見えます。その原因はまだわかりませんが、不活化ワクチンの場合、常に同じ品質で同じ免疫誘導能力を持つものを作るためには、厳しい品質管理が必要で、多くの手間と時間がかかります。そのあたりに問題があるのかもしれません。

また、培養細胞を使ってウイルスを大量に増殖させようとするために、ウイルスのコピーミスが起きて、変異株が出現する可能性があり、そのような変異株は作製の過程で取り除く必要があります。実は、ワクチンはどのタイプでもこのような品質管理が重要なのですが、不活化ワクチンの場合はウイルスを大量に生産する必要があり、そのために厳しい品質管理が必要です。しかも、遺伝子ワクチンよりは作るのにずっと時間がかかります。一方で、不活化ワクチンは、すでによく使われていて、作り方がわかっているので、作りやすいというメリットがあります。ちなみに日本国内ではKMバイオロジクスと東京大学医科学研究所などが共同して不活化型の新型コロナワクチンの開発を進めています。

従来型ワクチンには、生ワクチンや不活化ワクチン以外にもトキソイド、遺伝子組換えワクチン、多糖類－タンパク質結合型ワクチンなどがあります（ワクチン全般について詳しい情報を知りたい方は、拙著『免疫力を強くする』〈講談社ブルーバックス〉をごらんください)。

mRNAワクチン：ゲノム時代の「新世代ワクチン」

現在、日本で接種が進められているmRNAワクチンは、生ワクチンや不活化ワクチンなどの従来型ワクチンとはまったく別のアプローチで製造された新しいワクチンです。

前述したように生ワクチンや不活化ワクチンなどの従来型ワクチンは、病原体そのものや病原体が作り出す毒素などを材料にして、その病原性を極限まで弱めたり、失わせたりしたものや、それを別の素材で似せて作ることによって、からだに害を与えることなく、免疫反応だけを起こさせる製剤です。

これに対して、mRNAワクチンは、ウイルス病原体そのものや構成部品ではなく、ウイルス遺伝子(RNA)の一部を含んだワクチンです。獲得免疫の形成には、抗原となるウイルスタンパク質が必要ですが、mRNAワクチンは遺伝情報だけを与えて、ウイルスタンパク質を私たちの細胞自身に作り出させるものです。要は、ヒトのタンパク質製造工場を拝借して、ウイルスのタンパク質を作ってもらおうという、かなり大胆な方法です。

RNAはタンパク質よりも簡単な化学組成をしているので、少量であれば人工合成することができます。また大量に作る場合には最初にプラスミドDNAを作り、そこから試験管内で転写反応により必要なRNAを作ることができます（実際、現在のmRNAワクチンは後者の方法、すなわちプラスミドDNAからRNAを作るという方法を使っています）。

新型コロナウイルスはすでに全ゲノム配列が解読されているので、標的とするウイルス抗原をコードする塩基配列をもとに、新しいmRNAワクチンをすぐに設計できます。製造も不活化ワクチンよりもはるかに短期間で行えるため、大量生産も可能です。これはウイルス抗原が変異をしたとしても同様であり、変異したウイルス抗原に対応するmRNAを人工的に作り、ワクチンとして使うことができます。

ただし、RNAは、化学的に安定したDNAに比べて、不安定な構造をしていて、壊れやすいのが問題です。さらに、われわれのからだの中にはRNAを分解する種々の酵素(RNase)が豊富に存在するために、ワクチン接種で細胞内に入った人工RNAは、必ずしも効率よくウイルスタンパク質の合成には使われません。そこで、RNAが効率的にタンパク質へと翻訳されるようにする必要があり、このために、人工RNAを作る際にいくつかの工夫がなされています。

その一つは、あとでも触れますが、RNAの構成成分であるウリジンをN1-メチルシュードウリジンという形に変えています。そのために、RNAのタンパク質への翻訳効率が高くなり、さらにこのような修飾されたRNAは自然免疫受容体への結合が弱くなるので、RNAの異物認識反応が弱まり、結果として、過剰な炎症反応を避けることができます。しかし、先にも述べたように、からだの中にはRNA分解酵素が豊富に存在するので、このような修飾RNAであっても、必ず1~2日以内に分解されてしまいます。体内に残って悪影響をもたらす危険はありません。また、当然ですが、ウイルスの遺伝情報を持っているといっても、病原性や感染性にかかわる部分は含まれていないため、ウイルスのように増殖することはありません。

良いこと尽くめに見えるmRNAワクチンですが、その開発は簡単ではありませんでした。そもそもウイルスのmRNAは人体にとって異物であるため、自然免疫が発動されて炎症反応が発動します。過剰な炎症反応は、アナフィラキシーなどの重篤なアレルギー反応を招く危険があります。また、前述したように、mRNAは科学的に不安定な構造をしているので、壊れやすく短時間で分解されてしまいます。確実に細胞内に取り込ませて、免疫応答に必要なウイルスタンパク質を適量だけ合成させるようにコントロールするのは簡単なことではありません。

1年以内に開発されたといっても、根幹をなすmRNAワクチンの技術は20年近く地道な基礎的な研究を積み重ねてきたものです。この技術の開発に貢献したのは、ドイツの医薬品ベンチャー企業ビオンテック社です。同社の創業者は、4歳でトルコから移住してきたウール・シャヒン氏と、妻でトルコ系移民2世のエズレム・テュレジ氏です。実は、彼らはこの技術をもともとはがん免疫ワクチンのために開発しようとしていたのです。

2020年1月中旬、シャヒン氏は新型コロナのアウトブレイクのニュースを聞き、すぐさま世界的大流行を予想したそうです。そして2020年1月10日に新型コロナウイルスのゲノム配列が中国から発表されると、mRNAを使った新型コロナワクチンのアイデアが閃《ひらめ》き、わずか2週間で20種類（一部情報では10種類）のワクチン候補薬をコンピュータ上で設計しました。ビオンテック社は、米国製薬大手のファイザー社の協力を取り付け、わずか10ヵ月でワクチンを作り上げました。ちなみにもうひとつのmRNAワクチンを開発したモデルナ社は、ウイルスのゲノム配列の発表の4日後にはmRNAワクチンの治療原薬の製造を始めています。欧米のベンチャー企業の創薬のスピードには驚嘆せざるを得ません。

mRNAワクチン開発にたちはだかった2つの壁

mRNAワクチンを実用化するためには、大きな壁がありました。化学的に不安定ですぐに分解されてしまうmRNAを確実に細胞内に送り込む方法が確立されていなかったのです。加えて、送り込むmRNAは外来のウイルス由来のものであり、細胞内に首尾よく送り込むことができたとしても、非自己を排除する自然免疫反応が始動して、外来性RNAが排除されてしまいます。また、前述したように私たちのからだの中には何種類ものRNA分解酵素が存在し、新しくできるRNAや外来性のRNAを分解しようとします。実際、実験的に大量のRNAを一度に細胞内に入れると、ウイルスなどの異物の侵入を探知する種々の異物センサー（Toll様受容体＝TLR、RIG‐IやMDA5など）の活性化を引き起こし、自然免疫反応が動きだし、RNAを排除しようとします。ワクチン抗原であるウイルスタンパク質（この場合はスパイクタンパク質）が作られる前に、RNAが排除されてしまったら、抗原刺激がうまくいかず、獲得免疫はいつまで経っても成立しません。

そこでRNA研究者たちは、人工合成したRNAの一部の構成成分を変えることで、この自然免疫系の攻撃を回避させるとともに、さらに遺伝子の一部を改変して少量のRNAから大量の抗原タンパク質を産生できるようにするなど、さまざまな工夫をしました。それについて簡単に説明しましょう。

先にも少し触れましたが、まず一番目に、前述したようにRNAの構成成分であるウリジンをN1‐メチルシュードウリジンに変換しました（RNAは、アデニン、グアニン、シトシン、ウラシルという4種類の塩基と、リボースという糖からなり、ウラシルとリボースが結合したのがウリジンです）。このためにRNAの翻訳効率が元のものより約10倍上昇し、ヒト細胞内でウイルスタンパク質が効率的に作られるようになりました。またこの修飾RNAは、TLR7、TLR8などの自然免疫受容体への結合性が弱くなるために、外来性RNAを排除しようとする自然免疫反応が起こりにくくなりました。

二番目の工夫は、RNAがタンパク質に変換されやすいように、RNAの構造を少し変え、細胞内で作られるmRNAとよく似たものにしたことです。これは専門的になるので、詳しい説明は避けますが、たとえば、RNAの5′末端にキャップ※章末註とよばれる特殊な構造（RNAの翻訳開始や安定性の維持に必要な構造）を付加するなどして、RNAが翻訳されやすくしました。結果的に、ウイルスmRNAがヒト細胞内のタンパク質合成工場で効率よく読まれやすくなったのです。

三番目に、RNAの塩基配列の一部を人工的に変えることによって、できてくるスパイクタンパク質の立体構造を安定化して、効率的な免疫刺激ができるようにしました。

四番目の工夫は、mRNA（＝一本鎖RNA）を作るときにできる微量の二本鎖RNAを取り除いたことです。その理由は、二本鎖RNAは一本鎖RNAよりも強く自然免疫を刺激して不必要な炎症反応を起こすためです。これによりウイルス由来のmRNAがからだの中で働きやすくなりました。

さらに、五番目の工夫は、RNAを脂質膜の中に封じ込めて組織中にたくさん存在するRNA分解酵素からの作用を受けないようにしたことです。具体的には、RNAを脂質でできた膜で包み、脂質ナノ粒子（LNP：lipid nano-particle）とよばれる形にしました。

この脂質ナノ粒子は、リンパ管に入りやすい性質を持っていることから、筋肉内に注射されたmRNAワクチンは血管に入らずにリンパ管に選択的に入り込みます。リンパ管は最寄りのリンパ節（＝医学的には所属リンパ節という）につながっているので、注射されたワクチンが所属リンパ節に直接的に運び込まれることになります。リンパ節には樹状細胞やマクロファージなどの異物を取り込む免疫細胞が集中しています。ワクチンはこうした細胞に取り込まれて、抗原提示というプロセスを経て、T細胞やB細胞が活性化されるようになります。

ヒトの細胞に取り付くスパイクタンパク質を持っていないmRNAワクチンが、細胞内に人工RNAを挿入できるのも、こうした脂質ナノ粒子という特殊な形状にしたからに他なりません。すなわち、脂質ナノ粒子がリンパ管を介してリンパ節に到達し、そこで樹状細胞内に取り込まれることにより、あたかも樹状細胞がウイルス感染を起こしたかのような状況ができるのです。その結果、新型コロナ反応性のT細胞、B細胞が活性化されて、強い免疫反応が起きるようになる、というのがこの技術の素晴らしいところです。

こうした技術は、実は、新型コロナウイルスが登場するはるか前から研究が進んでいました。そこに新型コロナウイルスのパンデミックが起こったので、この技術の蓄積をすべて新型コロナワクチンの開発に注ぎ込んだのです。こうしたバイオテクノロジーの地道な蓄積があったからこそ、わずか1年足らずで画期的なワクチンが開発できました。

mRNAワクチンが免疫反応を起こすしくみ

mRNAワクチンは、これまでの不活化ワクチンと同様に、ウイルスの目印となる抗原タンパク質を使って「免疫応答」の力を高めることを目的にしています。ワクチンが機能すれば、自然免疫が活性化し、標的とするウイルスを攻撃する抗体が大量にできあがるとともに、キラーT細胞の攻撃力が高まります。この点でも従来のワクチンと変わりません。

前述したように、違うのは抗原タンパク質の投与方法です。従来のワクチンは、抗原タンパク質やその断片を直接投与する方法でしたが、これに対してmRNAワクチンやDNAワクチンなどの核酸ワクチンは、抗原タンパク質そのものではなく、それをコードする遺伝子を細胞に送り込み、私たちの細胞にあるタンパク質製造装置を使って抗原タンパク質を作らせます。

図4－1を用いながら、そのメカニズムを解説しましょう。mRNAワクチンの中には、脂質ナノ粒子でできたカプセルでくるんだ人工合成mRNAが含まれています。そのカプセルが樹状細胞などの食細胞の細胞膜に到達すると、引き込まれるように細胞内部に取り込まれます。その際に、カプセルを構成する殻がこわれて、mRNAが細胞内に放出されます。

このmRNAには、先に述べたように、自然免疫系の攻撃を逃れるような工夫がなされており、細胞内にもとからあるmRNAと同様に細胞内にあるタンパク質製造工場に移動します。人工合成したmRNAには、ウイルスのスパイクタンパク質を作る配列が組み込まれているので、私たちのタンパク質製造工場はその配列にしたがってせっせとウイルスのスパイクタンパク質を合成します。

私たちの細胞には、細胞内に取り込まれた抗原の一部を自分自身に結合させて、それを細胞膜の上に提示する「抗原提示分子」（HLA）があります。異物であるウイルスのスパイクタンパク質はこのHLAの上に運ばれて、主に樹状細胞の細胞膜上に提示されます（mRNAを取り込むのが主に樹状細胞なので、樹状細胞の膜上で抗原提示が起こります）。

この際に細胞内に入った脂質膜は一種の異物なので自然免疫が活性化され、樹状細胞も刺激されて元気になります。樹状細胞はもっぱらリンパ節でじっとしていてあまり動き回

mRNAワクチンが働くしくみ

① スパイクタンパク質をコードするRNAを取り出す

⬇

② RNAに修飾を加えてmRNAとした後に脂質膜内に封入する

⬇

③ 脂質ナノ粒子の形で筋肉内に注射する

⬇

④ ワクチンがリンパ管を介して所属リンパ節にデリバリーされる

⬇

⑤ ワクチンがリンパ節内の樹状細胞に取り込まれ、mRNAからスパイクタンパク質が作られる

⬇

⑥ 樹状細胞はスパイクタンパク質を分解して、細胞表面にウイルス抗原として提示する

⬇

⑦ 新型コロナ反応性のTリンパ球、Bリンパ球が、樹状細胞上のウイルス抗原を認識して、増殖する

⬇

⑧ コロナ反応性ヘルパーT細胞は、B細胞に抗体を作るように指令する

⬇

⑨ コロナ反応性ヘルパーT細胞は、キラーT細胞に感染細胞を見つけ出して殺すように指令する

⬇

⑩ 抗体はウイルスを不活化し、キラーT細胞は感染細胞を殺す

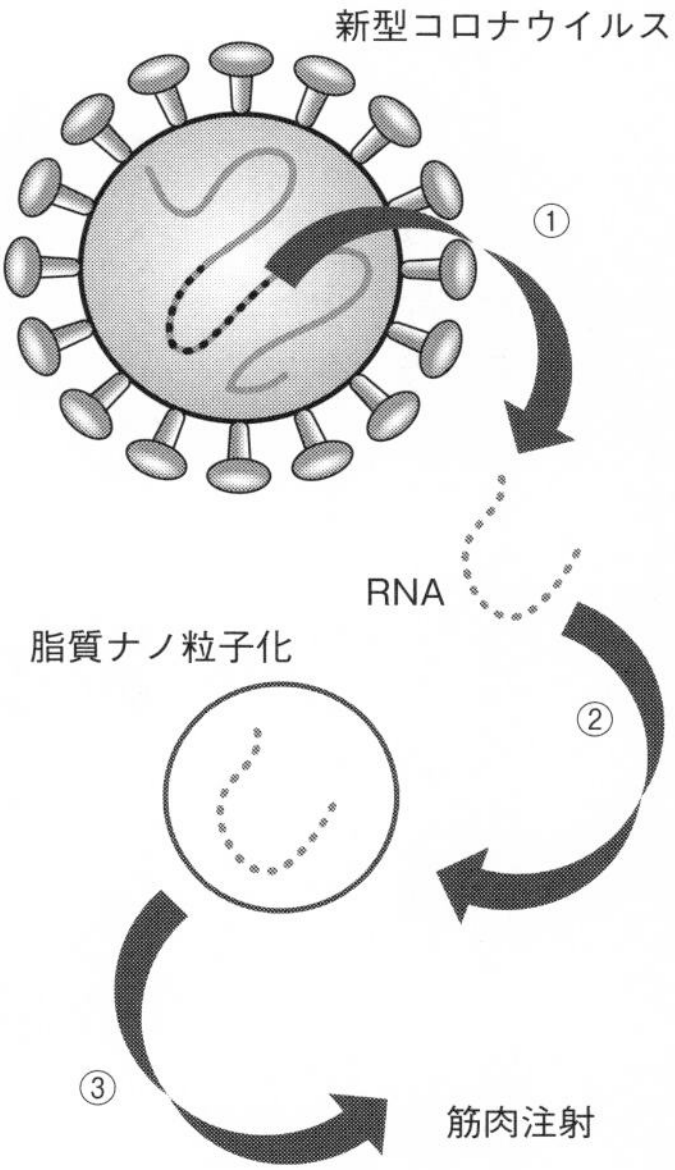

図4-1　mRNAワクチンが働くしくみ

らないのですが、リンパ節には血液由来のT細胞、B細胞が多数流れ込み、樹状細胞の近くを通ります。この時、コロナ反応性のT細胞、B細胞が傍に来ると、樹状細胞上に提示されている抗原（＝ウイルスタンパク質の断片）を認識し、コロナ反応性のヘルパーT細胞、キラーT細胞、B細胞が活性化され、増殖し、このために新型コロナウイルスに対する臨戦態勢がとられるようになります。

ワクチン接種後一定時間が経つと、以上の反応がすべて起こり、まさに応戦態勢が完全に整うので、たとえ新型コロナウイルスが、ある程度の数体内に侵入してきても、ただちに免疫系が発動されて、ウイルスが排除されることになります。

ウイルスベクターワクチンが働くしくみ

2021年5月21日に特例承認されたアストラゼネカ製ワクチンと、5月に承認申請が出されたヤンセン製ワクチンは、ウイルスベクターワクチンとよばれるものです。

これは、感染力を維持しつつも病原性のないウイルスをベクター（運び屋）として利用するワクチンです。新型コロナウイルスの「運び屋」には風邪ウイルスの一種であるアデノウイルスが用いられています。アストラゼネカはチンパンジーのアデノウイルス、ヤンセンはヒトのアデノウイルスを使っています。ただし、どちらの場合も、遺伝子工学的な

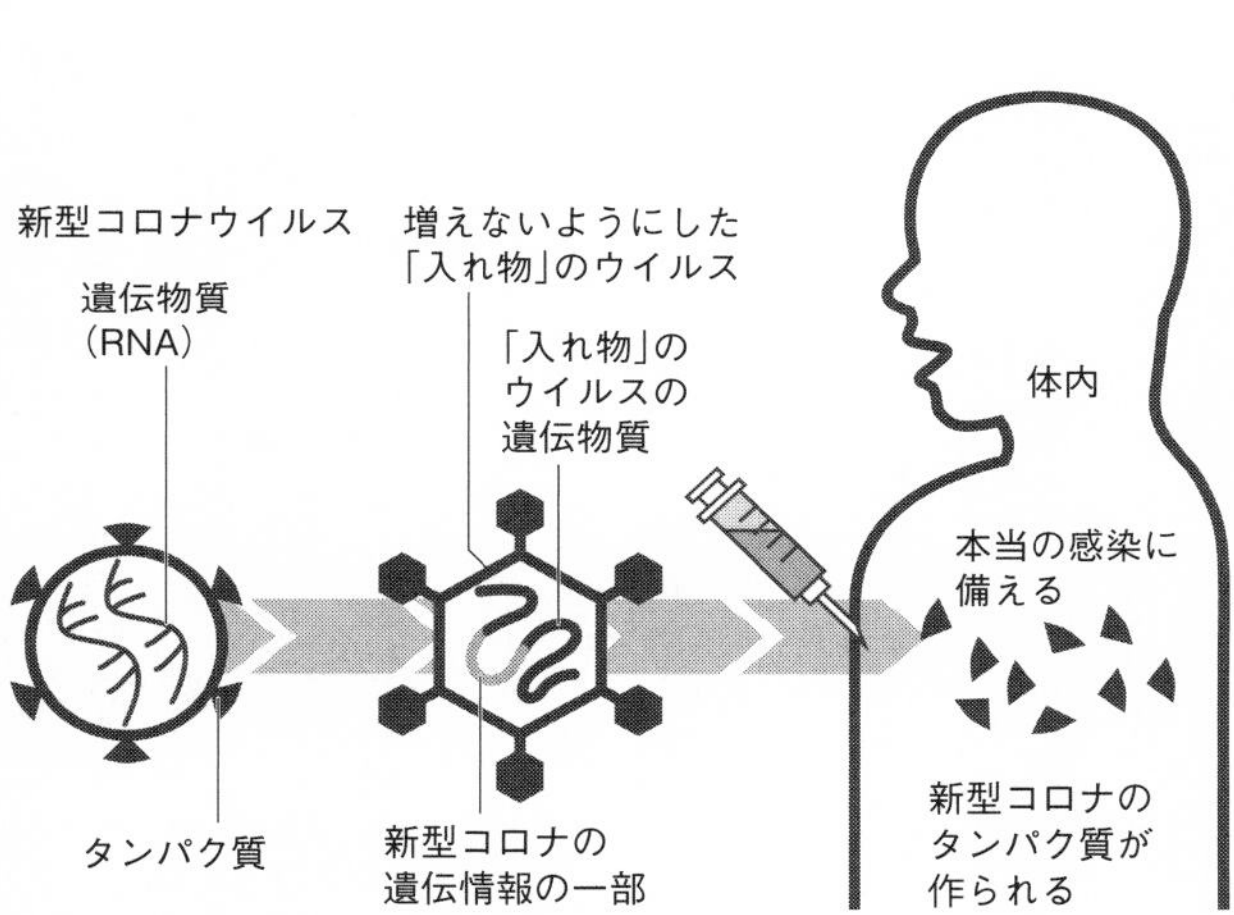

図4-2　ウイルスベクターワクチン

細工をして、ウイルスがヒトの細胞に感染してウイルス内の遺伝子を細胞内に持ち込むだけで、ウイルス自体は増殖しないようにしてあります。つまり、アデノウイルス自体は単なる新型コロナウイルスの遺伝子（DNA）の運び屋だけの役割しかしません。

　ウイルスベクターワクチンのしくみは、mRNAワクチンによく似ています。mRNAワクチンでは、脂質ナノ粒子がカプセルとして機能しましたが、ウイルスベクターワクチンでは、ウイルスの「殻」が運搬用の入れ物になります。アデノウイルスにはヒトの細胞に感染する能力があるので、感染を通じて目的とする遺伝子を細胞に送り込むことができます。

　このウイルスには、新型コロナウイルスの

抗原となるタンパク質を作り出す遺伝子（ＤＮＡ）が組み込まれています。ベクターとなるウイルスがヒトの細胞に感染すると、ウイルス遺伝子が送り込まれます。そして組み込まれた遺伝子に基づいて、新型コロナウイルスのスパイクタンパク質が作られます。以後の流れはｍＲＮＡワクチンとほぼ同様です。

ＤＮＡワクチンのしくみ

ＤＮＡワクチンは、病原体の特定の構成成分に対応する遺伝子を、プラスミドベクターという遺伝子の「運び屋」に組み込んで、細胞内に送り込むタイプのワクチンです。プラスミドは、大腸菌などの細菌や酵母の核外に、染色体とは独立して複製される小型の環状ＤＮＡです。接合を通じて、他の細菌を形質転換させるなどの、さまざまな性質を持っています。

ｍＲＮＡワクチン、ウイルスベクターワクチンと同様に、新型コロナウイルスのＤＮＡワクチンにもスパイクタンパク質をコードするＤＮＡがプラスミドの中に組み込まれています。スパイクタンパク質をコードするＲＮＡを試験管内で逆転写してＤＮＡを作り、それをプラスミド内に組み込むのです。このように作製したワクチンを筋肉注射すると、細胞内にＤＮＡが放出され、いったんＲＮＡに転写されたあとに、組み込まれた遺伝子配列

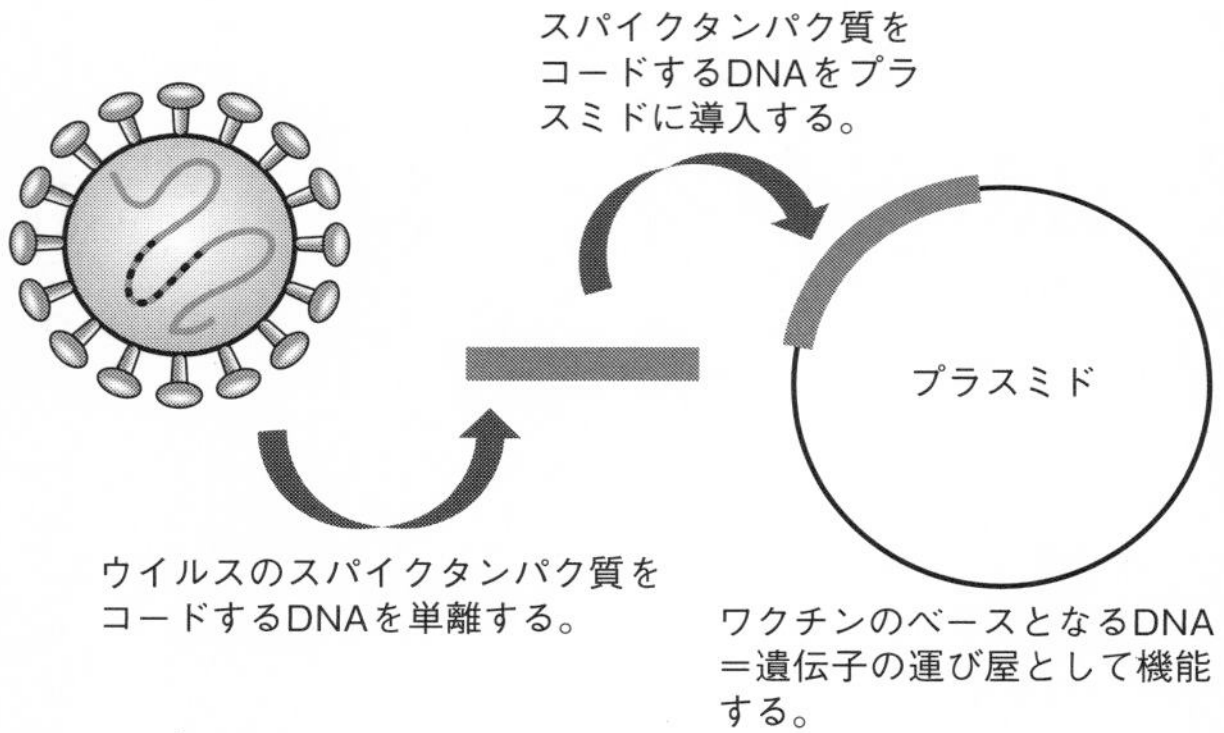
スパイクタンパク質を
コードするDNAをプラスミドに導入する。
プラスミド
ウイルスのスパイクタンパク質を
コードするDNAを単離する。
ワクチンのベースとなるDNA
＝遺伝子の運び屋として機能する。

図4-3　DNAワクチン

によって、スパイクタンパク質が合成されます。

その後の流れは、ｍＲＮＡワクチン、ウイルスベクターワクチンと変わりません。ｍＲＮＡワクチンに比べ、抗原タンパク質の発現には、転写と翻訳の２段階が必要になります。これまで各国で数多くのＤＮＡワクチンの臨床試験が行われてきましたが、２０２１年７月時点では承認されたものはありません。現在、ｍＲＮＡワクチンに比べると免疫応答を誘発させる能力がやや低いといわれており、アジュバントを添加するなどの改良が加えられています。米国のINOVIO Pharmaceuticalsや大阪大学と同大学のバイオベンチャーのアンジェスなどを含むいくつかのグループが、新型コロナウイルスのＤＮＡワクチンの開発を進めています。

新型ワクチンに危険性はないのか？

第1章でも説明しましたが、新型コロナウイルスのmRNAワクチンとウイルスベクターワクチンは60～90％という素晴らしい有効率をあげています。しかしながら、通常なら5～10年程度かかるところを約1年という驚異的なスピードで開発されたことに不安を感じている方も多いようです。しかも、mRNAワクチン、ウイルスベクターワクチンとも、本格的な臨床応用は初めてです。高い有効率を期待して、接種するのはよいが、あとで予期せぬ副反応が出て、不利益を被るのではないかという不安がもたげてくるのは無理もないところです。

しかし、第2章でも説明したとおり、アナフィラキシーなどの重大な副反応が発生する頻度は、インフルエンザワクチンなどに比べるとやや高いものの、100万人のうち5～10人程度にとどまっています。

発熱、頭痛、倦怠感など一時的に発生する軽微な副反応の発生頻度も従来のワクチンよりかなり高めではありますが、ワクチン接種により70～95％という素晴らしい有効率が得られることを考えれば許容レベルにあると考えます。

残るは、現時点では発生していない未知のリスクですが、私はそのような可能性は非常に低いであろうと考えています。

その理由は次のとおりです。

まず、mRNAワクチンに使われるmRNAは体内では増えません。もともとmRNAは、細胞内のタンパク質工場とよばれるリボソームで翻訳された直後に、急速分解されるようになっています。実際、ファイザー製やモデルナ製のワクチンの場合、mRNAの寿命を長くする工夫をしていますが、それでも投与後、体内で1日半ぐらいの寿命しかなく、いずれ完全に分解されて消えてしまいます。それに、われわれのからだの細胞は毎日たくさんのタンパク質を作っているので、自分由来のmRNAも同時にたくさん存在し、使用後のmRNAは一定時間後に必ず分解されて消えていくようになっているのです（そうでないと細胞内でRNAがあふれてしまいます）。ウイルスRNAだけが分解されずに残る理由がありません。

それから、そもそもmRNAワクチンやDNAワクチンに含まれるのはウイルスの遺伝情報のごく一部にすぎず、それだけでは病原性や感染性を発揮することもありません。核酸ワクチンに含まれるのは、ウイルスの目印であり新型コロナウイルスがヒトの細胞に取り付き、内部に侵入する際に使う突起状のスパイクタンパク質の遺伝情報です。その情報をもとにヒトの細胞が作り出せるのはこのパーツだけで、RNAやDNAを内包するウイルス全体を作ることができません。以上のことからわかるとおり、mRNAワクチンやDNAワクチンを接種することで、体内で新型コロナウイルスが生まれることは絶対にありえないのです。

mRNAワクチンの遺伝子が長期的に影響を与えることはないのか？

以上の説明でも、ウイルスの遺伝子が体内に入ることに対する抵抗感を持たれる方があるかもしれません。「万が一、新型コロナウイルスの一部が私たちのDNAに組み込まれて、これが子どもや孫まで遺伝するのではないか……」とか「数年後、ウイルスの遺伝子が動き出して、思わぬ影響をもたらすのではないか」といった不安に苛まれる方もあるかもしれません。

しかし、私はこうしたリスクは存在しないと思います。分子生物学には「セントラルドグマ」という基本原則があります。1958年にDNAの二重らせん構造を発見したフランシス・クリックによって提唱された概念で、DNAからタンパク質を作る過程は、「DNA→転写→RNA→翻訳→タンパク質」の順に情報が伝達されるという考えです。

図4－4を見てわかるとおり、情報の流れは一方的で、原則としてこれに逆行することはありません。必然的にタンパク質やRNAからDNAを合成することができません。つ

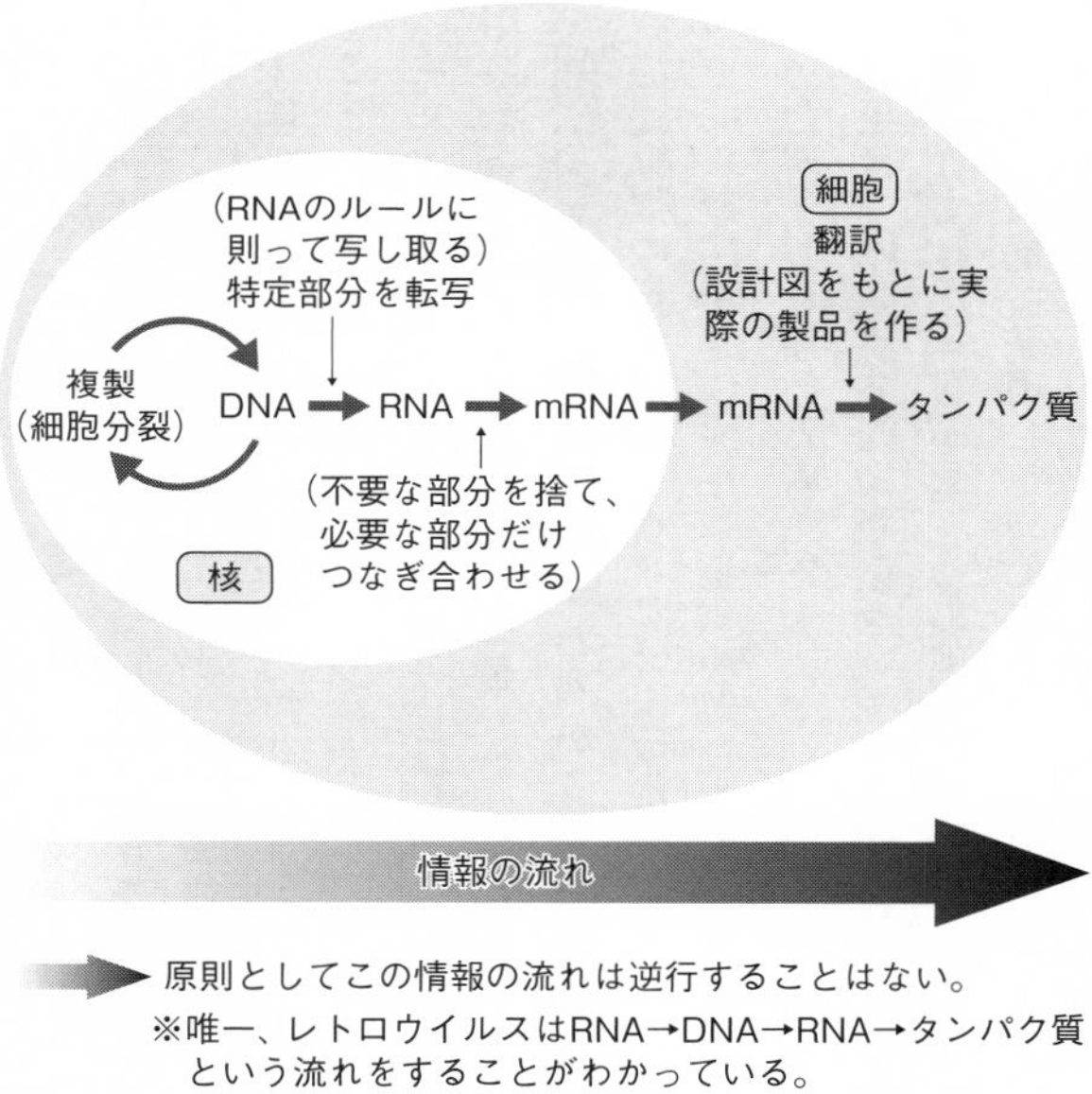

図4-4　セントラルドグマ。通常mRNAからRNAやDNAは合成されない

まりmRNAワクチンによって、ウイルスのmRNAが細胞に入っても、そこからDNAが合成されることはないため、私たちのDNAにウイルスの遺伝子が組み込まれることはないのです。

繰り返し説明しているとおり、mRNAワクチンの中にある遺伝子はスパイクタンパク質を作る設計図しかありません。特定のパーツしか作ることができない単純な遺伝子が、複雑極まりないヒト遺伝子の転写制御システムを組み換えることなどできません。

ただし、セントラルドグマには例外があり、レトロウイルスという特殊なウイルスは、RNAをDNAに変換する逆転写酵素を使って、RNA→DNA→RNA→タンパク質という流れを起こすことがわかっています。

米国の研究グループが、新型コロナウイルスのRNAがヒト細胞のDNAに組み込まれることがあるという論文[※1]を出していますが、この研究ではLINE-1というヒトのゲノム中にもともと存在するウイルス様配列をさらに大量発現するようにした人工培養細胞を用いています。それは、LINE-1が作り出すタンパク質の一つに逆転写酵素（RNAをDNAに変換する酵素）活性があるからです。したがって、LINE-1を大量に発現する培養細胞に新型コロナウイルスが感染すると、LINE-1由来の逆転写酵素の働きでウイルスRNAがDNAに変換されてウイルス遺伝子がDNAの形でヒトのゲノム内に入り込むかもしれないと考えたのです。

結果は、細胞感染後は新型コロナウイルスの一部がヒトゲノムに入っていることが強く示唆されました。しかし、この現象は、LINE-1という逆転写酵素を作りうる配列を人工的に大量に発現した時にだけ見られています。正常細胞での知見ではありません。個体レベルのデータもありません。

※1　*PNAS* 118(21):e2105968118, 2021.

著者らは、コロナ感染により細胞レベルでのLINE－1発現が増えるので新型コロナウイルスがヒトゲノムに入る可能性は否定できないと言うのですが、それを実証するデータはありません。さらに、決して完全なウイルスがヒトゲノムに入ったのでもなく感染性のあるウイルスが作られているわけでもありません。以上のことから、これはある特定の実験条件下のみで見られる知見で、あまり心配しなくてもよいと私は考えています。

また、エイズの原因ウイルスであるヒト免疫不全ウイルス（HIV－1）は逆転写酵素を持つため、エイズ感染者がmRNAワクチンを接種した場合に、ウイルス由来のmRNAがDNAに組み込まれる危険を指摘する専門家もいますが、こうした場合でも、エイズ感染者は、通常は逆転写酵素阻害剤を治療のために服用しているはずなので、HIVの逆転写酵素が新型コロナウイルス由来の部分RNAを逆転写する可能性は非常に低いでしょう。

また、アストラゼネカ製やヤンセン製のアデノベクターワクチンの場合は、ベクター（＝遺伝子の運び屋）であるアデノウイルス自体がヒトの体内で増えないように非増殖性に作り替えてあるので、ウイルスが持続的に感染することはなく、一定時間後に細胞から排除されるはずです。したがって、長期的な影響を及ぼすとは考えられません。

アデノウイルスは安全性が高いベクターとされており、これまでに先天性の代謝疾患やがんの治療に応用されており、感染症の領域ではエボラウイルスワクチンが海外で実用化されています。

抗体依存性感染増強のリスクは？

新型コロナワクチンについては、さまざまなリスク要因が指摘されていますが、接種開始前に私が最も危惧していたのが抗体依存性感染増強（ADE：antibody-dependent enhancement）でした。これは、ワクチン接種でできた抗体が、接種後にウイルス感染したときに、かえって病態を悪化させてしまうというものです。第2章でも説明しましたが、実はネコ向けに作られたコロナウイルスワクチンや新型コロナウイルスの近縁であるSARS-CoV（SARSの原因ウイルス）のワクチン開発中に感染促進性抗体ができて、ADEが観察されています。いわゆる悪玉抗体の誘導です。つまりADEというのは悪玉抗体を持っているところにウイルス感染が起きたときに見られる現象です。ところが、実際は、mRNAワクチンは中和抗体（＝善玉抗体）を強く作り、万が一、悪玉抗体ができても、善玉抗体の力が上回るためにADEは起こりにくくなっています。

ただし、今後、ウイルスの変異がさらに進んで、ワクチンの発症予防効果が薄れてくれば、感染者が増えてくる可能性があります。その場合にはこれまで見えていなかった

ADEが見えるようになってくる可能性はあるかもしれません。今後も注意しておく必要はあるでしょう。

抗体には善玉・悪玉・役なし抗体の3種類がある

拙著『新型コロナ 7つの謎』でも解説しましたが、せっかくですから、ここで、抗体の種類について詳しく説明しておきましょう。

ウイルスに対して、われわれの体内でできる抗体は、わかりやすく言うと、善玉抗体、悪玉抗体、役なし抗体の3種類があります。善玉抗体は、ウイルスを殺す、不活化する、働きを止めるなどの性質を持っている抗体のことで、医学用語では中和抗体とよばれます。ワクチン接種で誘導しようとしている抗体です。

一方、悪玉抗体とは、ウイルスの感染性を強めてしまう、すなわち病気を悪くする抗体のことです。また、役なし抗体とは、今指摘した2つの機能のどちらも持っていない、すなわち、ウイルスに対してまったく働かない（＝無害な）抗体のことを指します（図4－5）。

ウイルス感染症では、ウイルスの種類によって、善玉抗体ができやすいもの、役なし抗体ができやすいもの、悪玉抗体ができやすいものがあるようです。たとえば、はしかやお

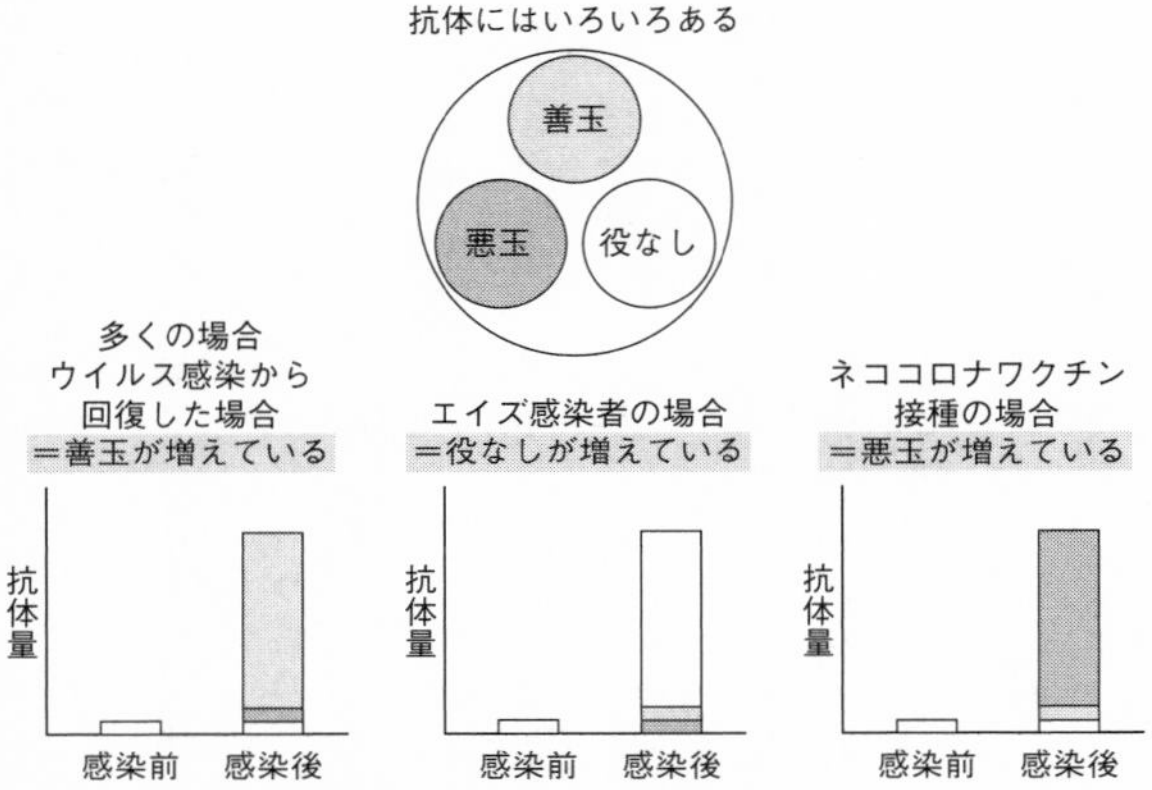

図4-5　善玉抗体、悪玉抗体、役なし抗体
（『新型コロナ 7つの謎』〈講談社ブルーバックス〉より転載）

たふく風邪のウイルスですと、初めての感染の場合、体内で抗体が増えて、そのほとんどは中和抗体です。そのためにウイルスが排除されるので、できた抗体は本当に善玉抗体ということができます。

一方、エイズウイルスの場合にはまったく状況が違います。感染すると必ず抗体が増えるのですが、できた抗体はほとんどウイルスを殺す能力がないのです。つまりウイルスに対しては役を持たない抗体、役なし抗体です。エイズウイルスの場合、過去30年以上にわたりワクチン開発が試みられていますが、成功していません。ワクチンを接種してもできてくる抗体のほとんどが、役なし抗体だからです。

ウイルス感染あるいはワクチン接種によっ

て抗体ができると、かえって感染を促進するような抗体、悪玉抗体ができる場合もあります。これが65ページで説明したネココロナウイルス感染で観察された抗体依存性感染増強です。

では、どうして、善玉抗体、悪玉抗体、役なし抗体ができるのでしょうか？　その一つの理由は、ウイルス粒子上にそれぞれの抗体を作らせるお互いに異なる目印（＝抗原）が存在するためです。図4－6は、1個の新型コロナウイルス粒子がヒトの細胞に結合するところを示しています。ウイルス粒子表面には、スパイクタンパク質という釘のような構造のほかに、われわれのからだが目印として認識するような分子がいくつかあります。

ここでは、3種類のもの（●、▲、■）を示しています。●はスパイクタンパク質がウイルス受容体であるACE2と結合する部位に存在し、一方、▲と■はスパイクタンパク質上のACE2結合部位以外の部分に存在します。

もし、●に対して抗体ができると、抗体はスパイクタンパク質とACE2の間に入り込むことになるので、ウイルス粒子がACE2に結合するのを阻害することとなり、このような抗体は中和抗体（＝善玉抗体）として機能します。

▲はACE2との結合部位以外の場所にあるので、この目印に対して抗体ができても、抗体はウイルスに対して何もしません。このような抗体は、役なし抗体ということに

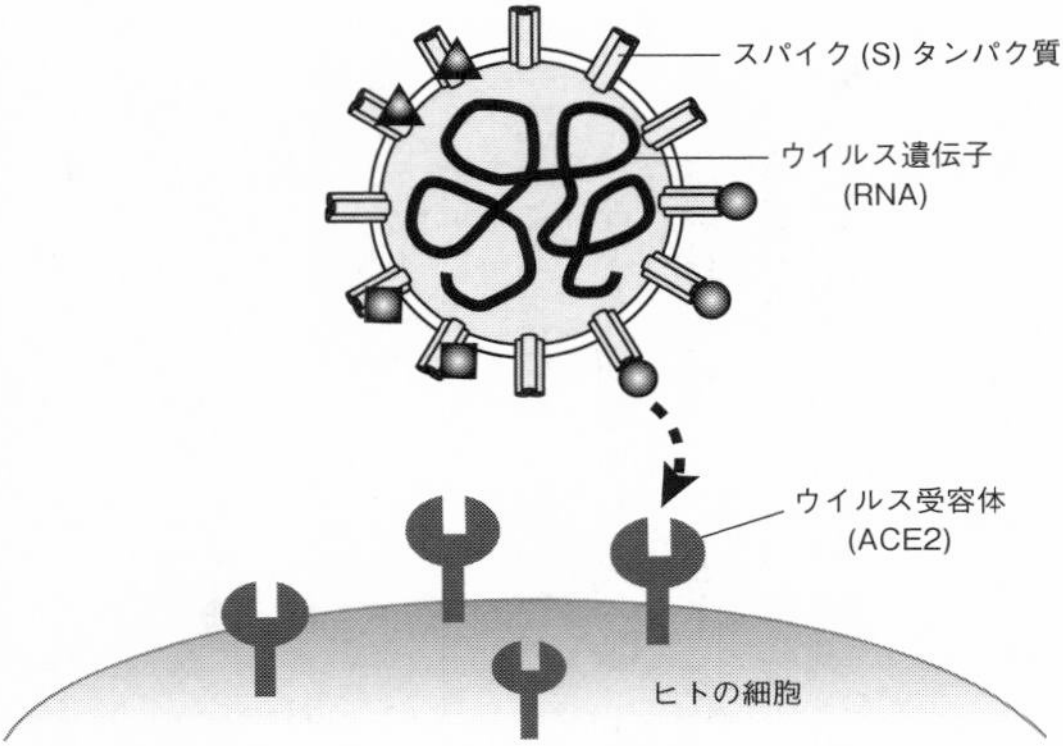

図4-6　新型コロナウイルスの上には、善玉抗体、悪玉抗体、役なし抗体を作らせる目印がある
(『新型コロナ 7つの謎』〈講談社ブルーバックス〉より転載)

なります。
■は特別な部位で、この部分に抗体ができると、抗原・抗体複合物が食細胞に取り込まれるようになります。食細胞は通常、ウイルスを取り込んで殺すのですが、未熟な食細胞がウイルスを取り込むと、殺菌作用が弱く、ウイルスが細胞内で増えることになります。つまり、食細胞へのウイルス感染が起こります。このような未熟な食細胞は、肺などの臓器に多数存在するので、このような抗体がいったんできると、肺を含む複数の臓器に感染が及び、感染拡大することになります。つまり、このような抗体は感染拡大を進めるものであり、悪玉抗体といえます。善玉抗体、悪玉抗体、役なし抗体のどのタイプの抗体を作りやすいかは、かなりの個人差があり、重症化に深く関わっているといわれています。

5月24日の『Cell』誌オンライン版で、大阪大学・免疫学フロンティア研究センターの荒瀬尚教授のグループが、悪玉抗体に関する興味深い論文[※2]を発表しました。新型コロナウイルス重症者の多くには、感染を促進する抗体（＝私がいう悪玉抗体）が多く存在したのです。

この報告で非常に興味深いのは、この抗体がスパイクタンパク質のＮＴＤ（N-terminal domain）という領域の特定の部位に結合して、その立体構造を変化させることによりヒトの細胞に結合しやすくなり、これによってウイルスの感染性が高まるようです。

つまり、抗体というのは単にできればよいというわけではなく、場合によっては、かえって感染を促進するような抗体ができる可能性があるということです（ただし、どのような状況でこのような悪玉抗体が作られることになるのか、それはまだわかっていません）。また、善玉抗体と同様に、悪玉抗体ができた後どのくらい持続するかはわかっていません。善玉と悪玉が共存すると善玉抗体のほうが強く働くとのことですが、善玉抗体ができにくいときには悪玉抗体が悪いことをする可能性があります。

これまで、新型コロナウイルス感染症の回復者からの血漿（血液中の血球以外の成分をい

※2　*Cell*, 184(13):3452, 2021.

う）には中和抗体が多いので、この血漿を移入すれば重症化予防になるはずとの見立てで、実験的に血漿移入療法が行われてきました。しかし、効果が見られたこともあったのですが、一方で効果がないという報告も多く、全体としてはあまり良い結果が出ていません。もしかすると、血漿中の抗体成分にも個人差があってこのような悪玉抗体が多く含まれている場合は、効果が減殺されてしまうのかもしれません。

少し心配なのは、現在のワクチンでは、実は、この感染促進抗体が結合する部位（NTD）も抗原として使われていることです。ということは、人によっては悪玉抗体を作る人が出てこないとも限りません。そう考えると、この部位をワクチンの標的から外したほうがよいのかもしれません。幸いにして、2021年6月時点で、日本で接種可能な新型コロナワクチンでは、悪玉抗体による重篤な副反応は報告されていないため、ワクチン接種による悪玉抗体産生の誘導については、あまり心配する必要はなさそうです。

スパイクタンパク質が重大な炎症を引き起こすのは本当か？

mRNAによってヒトの体内で作られる産物（＝ウイルススパイクタンパク質）が「毒素」として働いて炎症をひどくする可能性があるという意見をときどき聞くことがあります。

これは、スパイクタンパク質を試験管内で大量に作ってマウスに実験的に投与すると炎症を引き起こす、という知見[※3]をもとにした話です。

しかし、議論の大前提として、スパイクタンパク質の血中濃度が適正なものかを考える必要があります。実験では、ng／mlという単位でのスパイクタンパク質をマウスに投与すると、肺での炎症が誘導されることが観察されています。一方、ヒトでは、ワクチン投与後には血中に検出されるスパイクタンパク質は非常にわずかであり、pg／mlのオーダーしかありません。つまり、スパイクタンパク質が炎症を起こすために必要な1000分の1程度の濃度しか存在しないのです。薬でも毒でもなんでもそうですが、一定量存在しないとその薬効が発揮されません。炎症を誘導するよりも1000倍も少ない量では炎症は起きませんし、毒素として働くこともできません。

これまで世界で38億回以上ワクチン接種が行われていますが、ワクチン接種で導入されたスパイクタンパク質が原因で生命に関わる重篤な炎症反応が起きたという確実な報告はありません。したがって、私は、この問題も心配ないであろうと思います。

ウイルスの遺伝子が私たちのゲノムに入り込むことはないのか？

もう一つ、DNAワクチンの場合はDNAを投与するのでそれがわれわれのゲノムに入り込む可能性があるのではないかという意見があります（注：2021年6月末時点では日本

※3 *Vaccines,* 9:36, 2021.

ではDNAワクチンはまだ認可されていません）。確かにこの可能性は、否定できません。しかし、投与するDNAは微量です。

さらに外来性のDNAが細胞内に入ると、われわれの自然免疫系が異物と認識して、排除しようとします。このことから、ヒトで実際に行われる遺伝子治療で遺伝子導入を起こすためには、細胞に一過性の電圧を加えたりして、大量のDNAを細胞内に人工的に導入します。投与したDNAのほんの一部しか細胞内に取り込まれないからです。

一方、今使われているDNAワクチンは、プラスミドDNAの形で筋肉内に投与され、その一部が局所の筋肉細胞や樹状細胞などによって取り込まれます。これらの細胞で一時的にDNAが発現してRNAが作られ、続いてタンパク質（＝この場合にはウイルスのスパイクタンパク質）が作られます。樹状細胞の場合には、それが細胞内で分解されて、抗原提示が起こります。この間にDNAは分解されてしまいます。さらに、細胞内に入ったウイルス由来DNAは増殖しないので、それがわれわれの遺伝子の中に入り込むということは非常に起こりにくいであろうと思われます。

最後に、いや、ヒトのからだのしくみなど一部しかわかっていないので、ウイルス由来のmRNAなど投与していいわけがない、何が起こるかわからないという意見があります。つまり、理屈ではなくて、直感的におかしいという意見です。確かに、私たちのからだのしくみはすべてがわかっているわけではなくて、わからないことが多々あります。

ワクチン接種に拒否反応を示す方のなかには、ワクチン接種がきっかけで、新型コロナウイルスが体内に棲み着くことを恐れている人がいます。確かにヘルペスウイルスなどは、いったん感染すると持続的に細胞内に残り、あとで悪さをします。水ぼうそうを起こしたヘルペスウイルスが子どもの神経節に棲み着いて、後に大人になってから免疫機能が落ちた時に帯状疱疹を作るというのがその例です。

しかし、新型コロナウイルスの核酸ワクチンは先にも述べたように、感染は起こさず、体内では一過性にしかウイルスRNAあるいはDNAとして存在しえず、いずれ分解されてその運命を終えます。つまり、ワクチンが長期的に影響を及ぼすことはきわめて考えにくいのです。そもそもウイルス遺伝子がゲノムに入り込むことを恐れるのであれば、ワクチン接種よりも、生きた新型コロナウイルスそのものが細胞内に入り込む「感染」を恐れるべきです。スパイクタンパク質の遺伝情報しか持たない核酸ワクチンと違い、生きた新型コロナウイルスは、感染して増殖します。

嫌ワクチン派の方のなかには、ウイルス遺伝子がゲノムへ混入することを恐れて、ワクチン接種を避けて新型コロナウイルス感染によって免疫を獲得しようとされる方がいらっしゃるようですが、私に言わせれば、まったくもって意味不明で非論理的な行動です。

※キャップ：「キャップ」とは1970年代に米国のロシュ分子生物学研究所で古市泰宏氏（現・新潟薬科大学客員教授）が発見した構造で、これがないとmRNAはすぐに壊れて、タンパク質合成ができなくなります。ファイザー製やモデルナ製のmRNAワクチンでは、このキャップ構造を付加してmRNAからタンパク質への翻訳が効率的に起きるようにしています。それでもmRNAは1〜2日以内に分解されます。

コラム　日本のワクチン開発がなぜ遅れたのか？

日本におけるワクチン開発が停滞したのは、「ワクチンギャップ」という歴史的背景があるからです。1980年代から90年代にかけて、欧米諸国ではそれまで開発されてきたワクチンの改良や接種の仕方を改善しようという動きが盛んでした。これは、ワクチンが感染症の予防に大きな効果を持つことから、さらにその効果を高め、健康被害を最小限に防ぐことによりワクチンの有用性を一層高めようとすることが目的でした。ところが、残念なことに、日本政府はこれと足並みを揃えることができませんでした。

その原因の多くは、1970年代以降、国内ではワクチン接種後の死亡や健康被害が大きな社会問題となり、集団訴訟がいくつも起こり、1992年には東京高裁がワクチン接種後の副反応事例に対して厚生大臣の「施策上の過失」を認めて、国に損害賠償を命じるという判決が出たことにあります。これとともにもう一つ問題だったのは、マスコミのワクチン問題の取り上げ方が感情的であり、ワクチンのベネフィットよりはリスクばかりを強調し、単にワクチンは怖いというような取り上げ方をしたことです。その結果、政府のみならず、一般の人々にも、ワクチンに対する不信感や不安感が生まれ、国全体がワクチンに対してあまり前向きになれなくなってしまったのです。

この1992年の判決以降、国はワクチン接種による薬害リスクを恐れるようになりました。1994年には予防接種法を改正して義務接種だったワクチン接種を勧奨接種という形に変え、さらに接種の仕方も集団接種から個別接種に変更するという策をとりました。新たなワクチンの認可にも消極的でした。これとともに、製薬業界においてもワクチン開発の熱意が薄れ、その結果、官によるワクチン政策、民によるワクチン開発がともに積極的に進められないまま、約20年が過ぎることになりました。その結果、「海外で開発されて諸外国で普通に使われているワクチンのかなりのものが日本では認可されず使えない」という状態が生まれました。これが「ワクチンギャップ」とよばれる現象です。

その間、医学やバイオテクノロジーの分野ではいくつもの大きな技術的な進歩があり、世界的には種々の新しいワクチンが作られ、その有用性が確認されてきました。ところが、日本では、前述の状況があったために、限られた数の会社や研究機関でしかワクチン開発が行われず、ワクチンの開発や生産に関して世界的に大きく後れをとるという事態となりました。日本がいわば「ワクチン後進国」となってしまったのです。これが、現在、日本が新型コロナワクチンの開発において大きく遅れている一番の理由であると私は考えています。

私たちはなんとかこの状況から抜け出さないといけません。世界レベルでは新型コロナウイルス感染症が短期間で収束する可能性は低く、国際的なワクチン不足は長引きそうだからです。日本は今のようにワクチン開発や生産を海外に依存するのではなく、自前のワクチンを持ち、国内需要に対応していくことが必要です。行動制限を短期間で終わらせて、経済に対するダメージを最小限にとどめるためにも、日本は安全なワクチンを迅速に製造・供給できるようにすることが必要です。新型コロナワクチンでは、現在、創薬ベンチャーのアンジェスがDNAワクチン、塩野義製薬が組換えタンパクワクチン、KMバイオロジクスが不活化ワクチン、第一三共がmRNAワクチンの開発を進めています。今後のさらなる展開が期待されます。

第5章

ワクチン接種で平穏な日常は戻るのか？

本章では次のような不安・疑問が解決します

Q. ワクチン接種が進む欧米で感染者が急増中。なぜ？

Q. みんながワクチン接種をすれば、私はやらずにすむ？

Q. 日本の感染拡大はいつ頃収束するのか？

Q. 自然感染で得た免疫とワクチンの免疫、どちらが強力？

Q. 接種したあとはマスクを外しても、大丈夫？

2020年1月15日、神奈川県に住む30代の中国籍の男性が、日本国内で初めて新型コロナウイルスに感染していたことが確認されました。以来、感染者は増加の一途をたどり、2021年7月26日時点で87万人以上が感染して、すでに1万5129人が亡くなりました。

国民の生活も大きな影響を受けています。2020年4月7日、7都府県に緊急事態宣言が発令されたのを皮切りに、2021年7月までに東京では合計4回の非常事態宣言が発令されました。飲食店の営業時間の短縮、酒類の提供制限、企業のリモートワークの推奨、不特定多数での飲食・会合の制限など、国民は長らく自粛生活を強いられています。はたして、このような生活をいつまで続けなければいけないのでしょうか。

ワクチン接種が進んだイスラエルと英国でも感染が再拡大

こうした状況を打開するゲームチェンジャーとなるのがワクチン接種です。世界で最も早いペースでワクチン接種が進む中東のイスラエルでは、16歳以上の人口の約8割が2回の接種を終えて、1日の新規感染者数が平均で12人まで減少し、2021年6月15日からは屋内でのマスク着用義務が解除されました。同国では、集会の際の人数制限や、ワクチン接種の証明書の提示義務がなくなり、パンデミック以前の日常生活が取り戻されつつあるかのように見えます。しかし、データをよくみると、5月と6月はほぼ新規感染者数がゼロに近かったのですが、6月15日にマスク着用を解除した途端に新規感染者が増え始めました。6月25日にはマスク着用義務を再び課しましたが、新規感染者の増加は止まらず、1ヵ月後の7月17日には、ことし3月19日以来、4ヵ月ぶりに1000人を超えてしまいました。

実は、英国でもイスラエルと似たような状況が起きています。英国では、2021年6月中旬時点で、ワクチンの1回接種が成人人口の80％、2回接種は58％に達しました。これとともに、1日当たりの新規感染者数は、ピーク時（2021年1月8日）の約6万8000人から1000人台（2021年4月中旬）にまで一気に減りました。しかし、その後、再び少しずつ新規感染者数の増加傾向が見られるようになり、7月16日には半年ぶりに5万人を突破してしまいました。

このような状況を見ると、広範なワクチン接種をすると、いったんは大幅な新規感染者、死亡者の減少がもたらされますが、一方で、ちょっと気を緩めると、またすぐに新規感染者の数が増えてくることがわかります。どうしてこのようなことが起きるのでしょうか？

新規感染者の多くはワクチン未接種者

このような傾向を目の当たりにして、ワクチン反対派の方々は「だから言わんことはない、接種が進めば進むほど、感染者や死亡者が増えるではないか、やはりワクチンは危険だ！」と声高に叫びます。ところが実際の状況をよく見てみると、そうした見方が間違っていることがわかります。英国やイスラエル、米国のいずれでも、ワクチン接種が急速に進むなかで感染している人のほとんどは未接種者であり、一部のみが1回接種者、2回接種者の感染例は非常に少ないのが実情だからです。

その一例として、米国の『シアトルタイムズ』の6月5日号にある「新規感染者の97％はワクチン未接種者である」という見出しの記事[※1]を紹介しましょう。

この記事では、米国・ワシントン州シアトル近郊での新規感染者1万5397名のうち未接種者が1万4895名、すなわち全体の96・7％が未接種者であることを報じています。さらにワシントン州の他の地域でもこれは同様であり、感染者の98％が未接種者だったとのことです。これらの地域ではワクチン接種率が約50％にとどまり、感染者増は接種率の低い地域で特に顕著とのことです。そして、45歳から64歳の年代では2回のワクチン接種により、入院患者数が20分の1に減少し、隣のオレゴン州でもほぼ同じ結果が出てい

※1 https://www.seattletimes.com/seattle-news/health/the-two-societies-97-of-new-covid-cases-are-among-people-who-havent-gotten-the-shots/

る、と報じられています。

英国からも同様のデータが報告されています。6月10日に出たもので、英国のいくつかの大病院が共同で運営・実施しているCOVID疫学調査から得られたデータです。図5-1からわかるように、5月になってからの新規感染者の増加はもっぱらワクチン未接種者によるものであり、なかでもワクチン接種の優先順位が低い若年層が主体です。

一方、ワクチン接種をほぼ終えた高齢者では新規感染者は非常に少なくなっています。つまり、ワクチン接種を進めたら逆に感染者や死者が増えるという状況ではないのです。むしろ、これらのデータは、ワクチン接種がしっかりと進めば感染者も死者も激減することを示していますが、一方で、ワクチン未接種者の数をできるだけ減らさないと新規感染者数が一定以下にはならないということも示唆しています。

いずれにせよ、「接種が進めば進むほど、感染者や死亡者が増えている」のではなくて、ワクチン接種の効果が出ているのです。それと未接種者の存在が新規感染を起こしやすい状況を作っているのです。これは、実は、ワクチン接種が進んだ世界の各地で実際に起きていることです。単に、感染者数の増減だけを見るのではなく、その内訳を精査する必要があります。さもないと、とんでもない間違いをしでかすことになります。

イギリスの新規感染者数のほとんどはワクチン未接種者で、
一部が1回のみの接種者

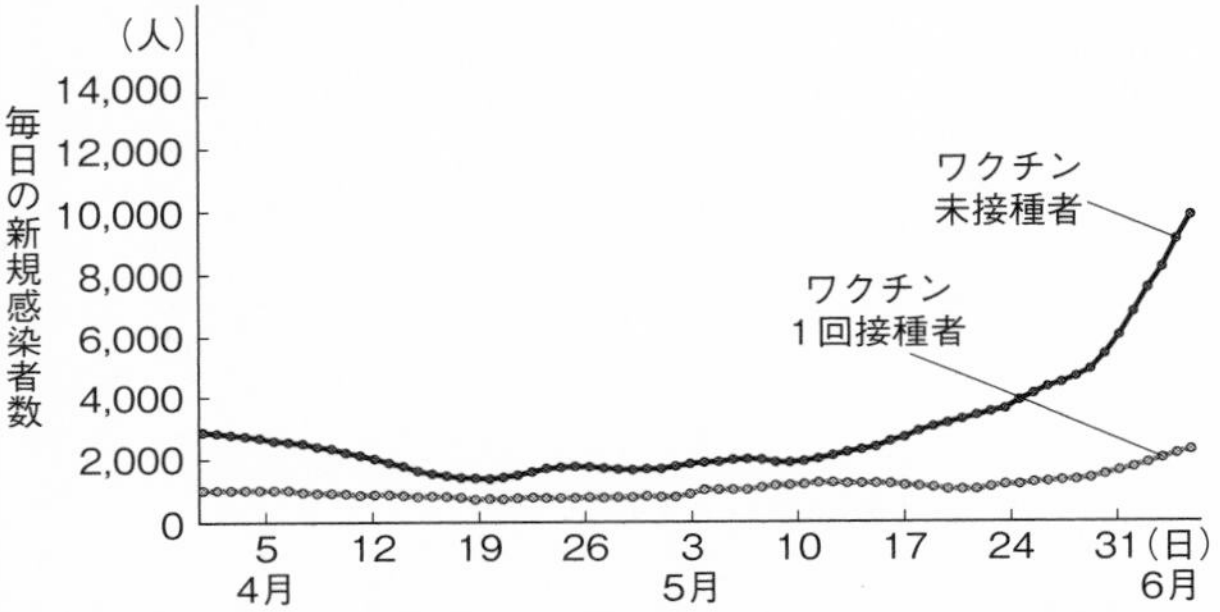

5月になってからの新規感染者の増加はもっぱらワクチン未接種者に見られる。1回接種者では若干の増加が見られるのみ。

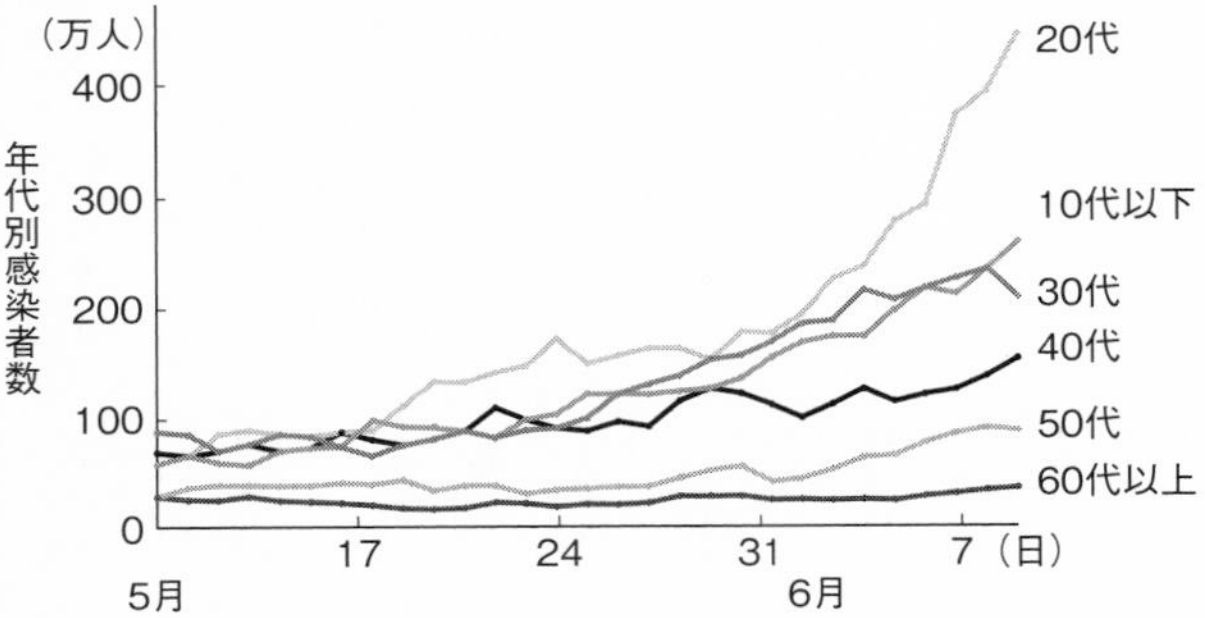

- 10代以下〜40代
  ワクチン接種が遅れている年代では、新規感染者が明らかに増えている。特に20代の若者の増加が顕著。10代以下、30代も増加している。
- 50代〜60代以上
  ワクチン接種が進んでいる壮年〜高齢者層では感染者の増加の程度が非常に少ない。

https://covid.joinzoe.com/post/cases-rising-rapidly-among-those-with-incomplete-vaccinations

図5-1　英国における新型コロナウイルスの新規感染者のほとんどはワクチン未接種者だった

スコットランドでは約1ヵ月でアルファ変異株を圧倒したデルタ変異株

ワクチン接種が進んでも、新規感染者が増えるのは、もう一つの理由があります。それは変異株の流行です。感染力を増した変異株がはやり始めると、未接種者の感染者が急増するだけでなく、ワクチンを1回しか接種していない人にも感染者が出てきます。この点、現在、大きな問題になりつつあるのが、強力な感染力を持つインド型変異株（デルタ変異株）の存在です（注：以下、本章ではWHOが推奨しているアルファ変異株とデルタ変異株の名称を用います）。

インドでは当初、アルファ変異株が主流でしたが、それを短期間で駆逐したのがデルタ変異株です。インドでは、2020年後半から新規感染者数（7日移動平均）は頭打ちになり、これに自信を強めたモディ首相は2021年1月に開催されたダボス会議で、新型コロナ禍からの「勝利宣言」を行いました。ところが、3月頃からデルタ変異株が出現し、5月9日には新規感染者が過去最多の39万1232人を記録しました。

猛威を振るったデルタ変異株は、歴史的、経済的にも関係が深い英国にも飛び火しました。これまで存在していたアルファ変異株の上にデルタ変異株が流入してきたのです。このため、5月初旬では感染のほとんどがアルファ変異株であったのが、その後デル

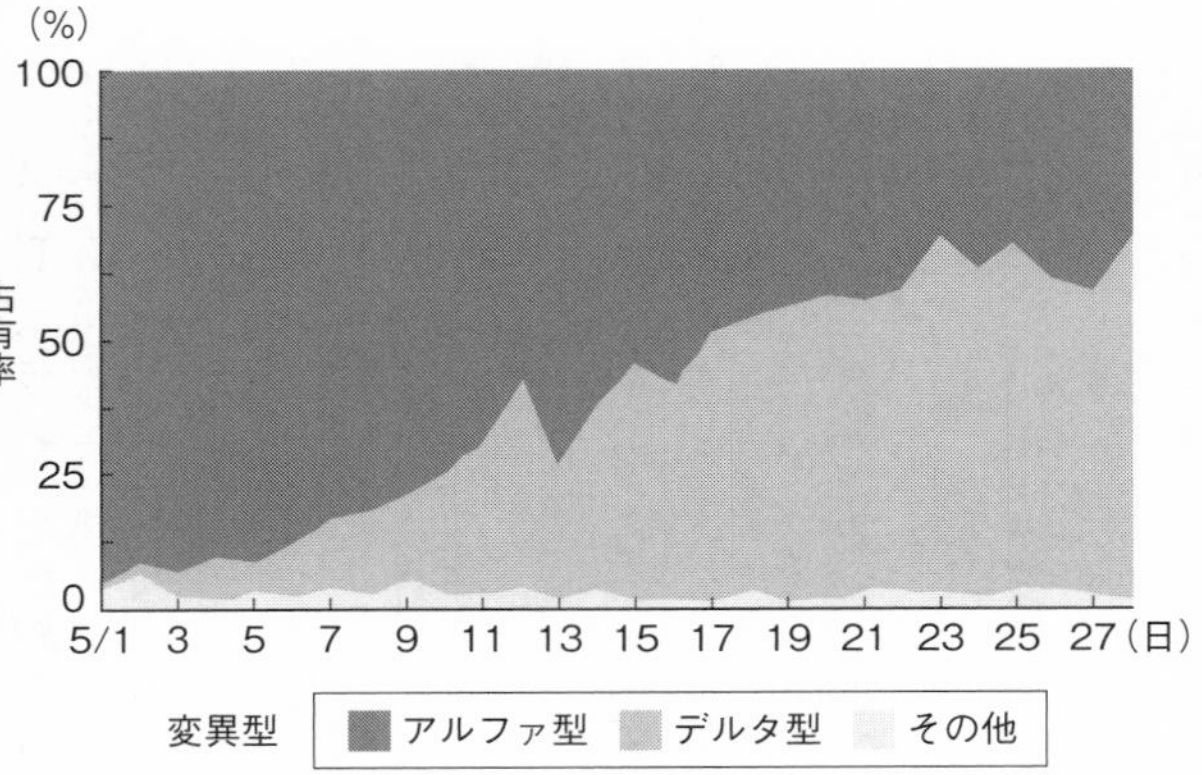

図5-2　スコットランドにおける 新型コロナウイルス変異株の推移
（2021年5月1日～5月27日）

タ変異株が増え出し、5月中旬にはデルタ変異株のほうが優勢となりました。同様のことは、図5-2にあるように、スコットランドでも起きました。[※2]

2021年5月1日時点でほぼゼロに近かったデルタ変異株はわずか27日間で約60％に増えています。

デルタ変異株は、すでに世界各地に伝播し、米国疾病対策センター（CDC）の推計によると、米国でも6月20日～7月3日の新規感染の52％をデルタ変異株が占めるようになっています。一度は感染収束傾向に入ったイスラエルでも、デルタ変異株の感染が広がっており、前述したように5～6月にはゼロに近くなった1日当たりの新規感染者数が1500人を超えてしまいました。

※2　*Lancet*, 397(10293):2461,2021.

ワクチン接種の「優等生」であるイスラエルですらこういう状況ですから、接種に出遅れた国の状況は深刻です。このように感染性の高い変異株が入ってくると、次第に前の株と入れ替わり、あっという間に新たな感染の波をもたらします。

日本でもデルタ変異株が猛威

デルタ変異株の流行が始まった日本も他人事ではありません。すでに日本国内でもクラスターが確認されており、今後急速な切り替わりが予想されます。

デルタ変異株の感染性については、アルファ変異株を大きく上回ることが確実視されています。6月下旬、京都大学と北海道大学の研究チームは、ウイルスを登録する国際的なデータベースをもとに、日本国内で検出されたウイルスについて「実効再生産数」を計算しました。これは、感染者1人から平均何人にうつすかを示す指標で、アルファ変異株は、パンデミック発生直後の従来株の約1・45倍に対し、デルタ変異株は約1・95倍になると分析しています。デルタ変異株の実効再生産数は、2021年7月上旬時点で日本国内での流行の主流である英国型変異株と比べても約1・4倍も高くなっています。同チームの予測では、今後はデルタ変異株への置き換わりが急激に進み、7月末には8割程度に達すると予測しています。実際、7月末には、東京都の1日当たり新規感染者数は

3000人台に乗り、連日過去最多を更新しています。

デルタ変異株の病原性についてはまだ確立したエビデンスはありませんが、医学誌『Lancet』の6月14日号オンライン版に掲載された論文[※2]によると、スコットランドで、4月1日から6月6日まで540万人のデータを分析したところ、年齢と併存疾患の影響を考慮しても、デルタ変異株で入院するリスクは、英国変異株の約2倍になったそうです。

ワクチンはデルタ変異株に対しても有効

第1章で説明したとおり、新型コロナワクチンは、こうした変異株にも有効であることはわかっています。先にイスラエルのデータを紹介しましたが、その他にも前述の医学誌『Lancet』の論文[※2]によると、ファイザー製のmRNAワクチンを2回接種した場合の、デルタ変異株に対する感染抑制効果は79％もあるそうです。これはアルファ変異型に対する92％の効果と比べると少し低いものの、きわめて高い有効率です。

さらに、英国公衆衛生庁（Public Health England;PHE）の発表でも有望な結果が示されています。ファイザー製のmRNAワクチンを2回接種した場合、デルタ変異株による入院を96％も抑制し、アストラゼネカ製のウイルスベクターワクチンを2回接種した場合も、92％の重症化防止効果が確認されたそうです。強い重症化防止効果があるということは、万

※2 *Lancet*, 397(10293):2461,2021

が一感染しても入院しなくてすむということですから、これはとても結構なことです。

『New England Journal of Medicine』の7月21日号オンライン版では、イギリスの研究グループがワクチンの2回接種が発症予防にも有効であることを報告しています。※3

それによると、ファイザー製ワクチンあるいはアストラゼネカ製ワクチンを1回接種しただけだと発症予防効果がアルファ変異株（英国型変異株）では48・7％、デルタ変異株（インド型変異株）では30・7％にとどまりました。

しかし、2回接種の場合では大きく状況が変わり、発症予防効果がぐんと上昇します。具体的には、ファイザー製ワクチンの有効率はアルファ変異株で93・7％、デルタ変異株で88・0％、アストラゼネカ製ワクチンの有効率はアルファ変異株で74・5％、デルタ変異株で67・0％でした。つまり、ファイザー製ワクチンを2回接種すれば、デルタ変異株であってもかなりの確率で発症が予防できるわけです。アストラゼネカ製ワクチンはファイザー製ワクチンよりは発症予防効果が低めですが、それでもデルタ変異株に対して60％以上の発症予防効果を持っています。こうしたデータから考えると、ワクチン接種後、時間の経過とともに発症予防効果は徐々に下がっていく可能性はありますが、これまでのような感染予防策を続けながら、適切なタイミングで追加接種すれば、たとえ変異株が主流になっても、いずれ感染は収束方向に向かうはずです。

※3 https://www.nejm.org/doi/full/10.1056/NEJMoa2108891

集団免疫はいつ成立するのか？

ワクチン接種が進むことで、感染が収束方向に進むとして、それにはいったいどの程度の時間がかかるのでしょうか。参考になるのが集団免疫という考えです。集団免疫とは、特定の集団が感染症にかかるか、あるいはワクチン接種をすることにより、多くの人が免疫を獲得し、それにより集団全体が感染症から守られるようになる現象のことです。集団の中で免疫を持っている人が一定割合以上いると、感染するのは一部の人に限られ、集団の大部分には感染が広がりません。あたかも集団全体に免疫状態ができあがっていて、特定の感染症から守られているように見えることから、集団免疫とよばれるのです。

社会が集団免疫を獲得するためには、その社会の中に一定以上の割合で免疫保有者が存在することが必要です。この最低限の割合のことを「集団免疫閾値《いきち》」といいます（閾値とは、一定の反応を起こさせるために必要な最小値のことです）。この値は感染症ごとに異なります。それは感染症によって感染力が異なるからです。

「集団免疫閾値」のことを理解する際に大事なのが、個々の感染症の感染の強さを表す「基本再生産数」R_0です。R_0とは、１人の感染者がまわりの免疫のない人のうち何人に感染させうるのかを示す数字です。$R_0 > 1$であれば、感染が拡大します。たとえば、感染力が非常に強い麻しん（はしか）ではR_0は12〜18です。感染者が1人出ると、その人だけで、周囲の12人から18人に感染を広げてしまうのです。一方、もし$R_0 < 1$であれば、流行は広がりません。$R_0 = 1$では、流行は拡大も縮小もしません。

現時点では新型コロナウイルスの基本再生産数がどの程度なのかは明確ではありません。パンデミックの発生当初、新型コロナウイルスの基本再生産数は2・5程度といわれていました。この数字から逆算すると、集団免疫閾値は60％となります。2021年になり、感染力が強いデルタ変異株も登場しており、英国公衆衛生庁の感染症担当のスーザン・ホプキンス博士は、下院科学技術委員会で「デルタ変異株の再生産数は5以上、最大で7になる恐れがある」と証言しています。

仮にアルファ変異株の基本再生産数が5とすると、風疹やおたふく風邪の基本再生産数に匹敵します。これから類推すると、デルタ変異株を基準とした場合、集団免疫閾値は75〜86％必要となります。2021年7月時点でこれだけ高い集団免疫閾値を達成した国はほとんどありません。

この一事をとると、ワクチン接種を進めても集団免疫閾値に達しないため、感染は収まらないように思えてしまうかもしれません。しかし、実際はそうではありません。たとえ

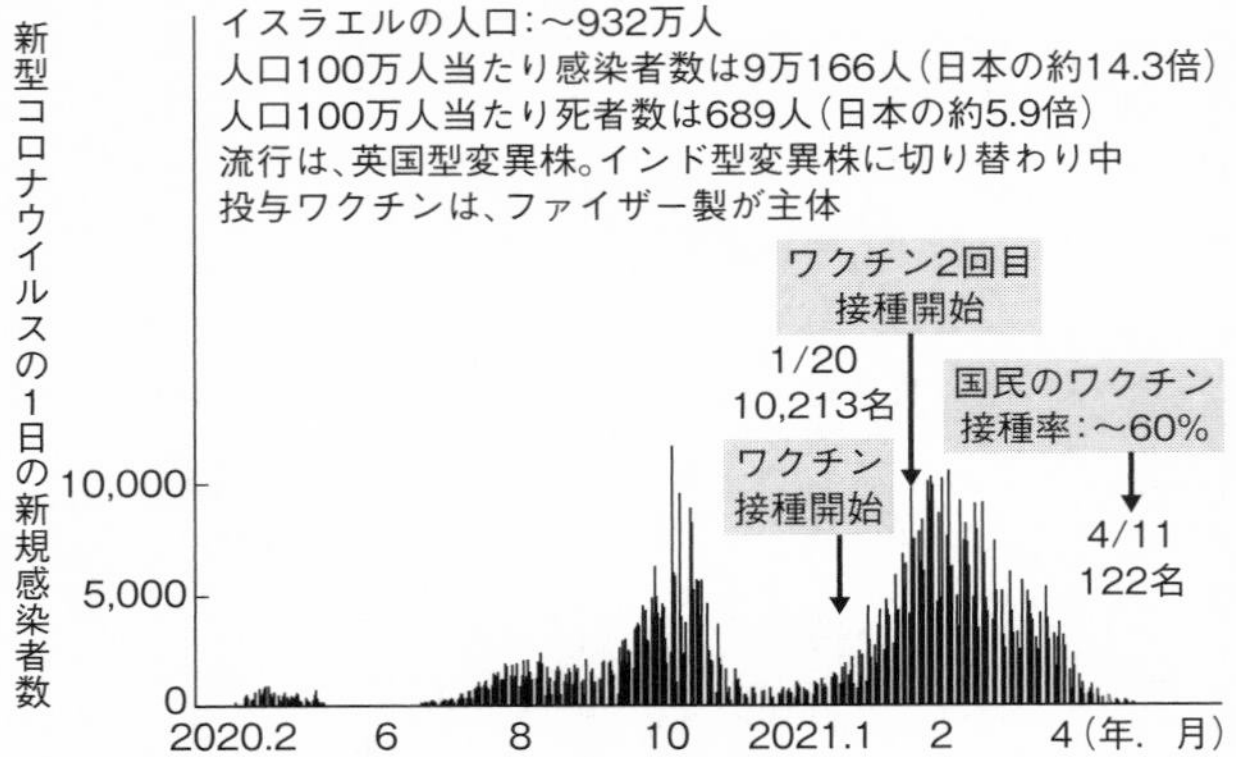

図1-3 イスラエルの1日の新規感染者数の推移(2021年6月28日時点)、再掲

ば、いち早くワクチン接種を広く行ったイスラエルでの死者数を見ると、広範なワクチン接種開始の2ヵ月後ぐらいから明らかに大幅に減少しています。

それを示すのが図1-3(再掲)です。Worldometerに掲載されているイスラエルの感染状況を示すグラフの上に私がファイザー製ワクチンの接種開始のタイミングを書き込んだものです。

イスラエルでは2020年12月中旬からアルファ変異株が猛威を振るい、感染者が急増しました。12月末頃からファイザーのmRNAワクチンの1回目の接種が始まりました。当初は感染者が減らず、ロックダウンを導入したものの、それでも事態は改善しませんでした。ところがワクチンの2

回目の接種が始まって約2週間後から感染者の増加が頭打ちとなり、やがて急激に減少し始めました。

ワクチンの接種率が約6割の時点（4月11日）で、1日当たりの新規感染者数は122名。これはピークだった2021年1月20日の1万213名のほぼ80分の1です。これは、ワクチン接種が感染拡大を食い止めて、新規感染者数の急速な減少をもたらしているのに他なりません。

また、この図には示してありませんが、イスラエルではワクチン接種者に広くPCR検査を行っています。その結果、2回接種後には陽性者が接種者の1％以下に減っていることがわかっています。すなわち、ワクチンの2回接種により感染者が激減し、一部感染者が出ても入院するほどの症状を示す人が大きく減り、結果として死者も大きく減っているのです。これこそが、社会の中に集団免疫ができつつある状態です。

ただし、基本再生産数や集団免疫閾値は参考にはなるものの、これを絶対視すべきものではありません。この集団免疫の考えを導き出した古典的な公衆衛生学では、「社会は均一な人たちから構成されている」「人々の免疫力は同一である」「感染症は社会の中で誰にでも公平にかかる」などなど、さまざまな仮定をしていますが、現実はそうではありません。社会を構成する人は不均一です。人々の「免疫力」が同一であることなどありません。感染症は、社会のいわゆる弱者が先にかかっていき、強い人が残っていきます。これに加えて、最近は次々に感染力の高い変異株が登場しており、基本再生産数がそのたびに大きく変わり、それに連動して集団免疫閾値も簡単に変わることになります。したがって集団免疫閾値にあまりこだわることなく、ともかくは粛々ワクチン接種を進めていくことが大事です。

鍵を握る若年層と嫌ワクチン感情

日本国内のワクチン接種は始まったばかりで、社会全体にワクチン接種による強い免疫が付与されるようになるのはどうも当分先になりそうな感じです。

２０２１年７月27日時点で少なくとも１回接種した人は約４７５９万人で全人口の37・４％、２回接種した人は、３１４７万人で全人口の24・８％しかありません。感染者は累計88万２９９１人と全人口の０・７％ですから、社会全体に免疫が行き渡るような状況からはほど遠い状態です。

おそらく、感染にはっきりとした収束傾向が見られるのは、ワクチン接種が国民の過半に及ぶ秋の終わりから冬頃になるでしょう。当面は、人の流れを止めずに新規感染者数を抑えるのは不可能で、８〜９月にはまた次の感染のピークが来るように私は思います。

このままワクチン接種が順調に進めば、やがていずれは社会全体に新型コロナウイルス感染症に対する免疫が付与されるようになるはずですが、その道程は簡単ではないでしょう。

実際、世界に先駆けて国を挙げたワクチン接種を進めたイスラエルもここにきて接種のペースは大幅に鈍化して、2021年3月以降、接種完了者はあまり増えていません。2月以降、急ピッチで接種を進めてきた米国は、5月28日には、少なくとも1回ワクチンを接種した人が人口の50%を超えましたが、徐々にペースが鈍ってきています。

背景には、感染しても軽症にとどまることの多い10～20歳代の若年層の接種が進んでいないことがあります。第2章でも説明したとおり、現在、主に使用されているmRNAワクチンは、重篤な副反応こそ少ないものの、発熱や頭痛、倦怠感など軽微な副反応の発生頻度が高いという特徴があります。若い層の中には、「万が一新型コロナにかかっても、ただの風邪のようなもので重症化しない。ならば副反応が出るワクチンなどわざわざ打ちたくない」というような思いがあるのかもしれません。

しかし若いからといって、新型コロナウイルスの感染のリスクから免れるわけではありません。国民の過半がワクチン接種したイスラエルでは、いまや感染の主体は若年層に移っています。2021年6月の年齢別の感染者割合（図5－3）を見ると、10～19歳で全

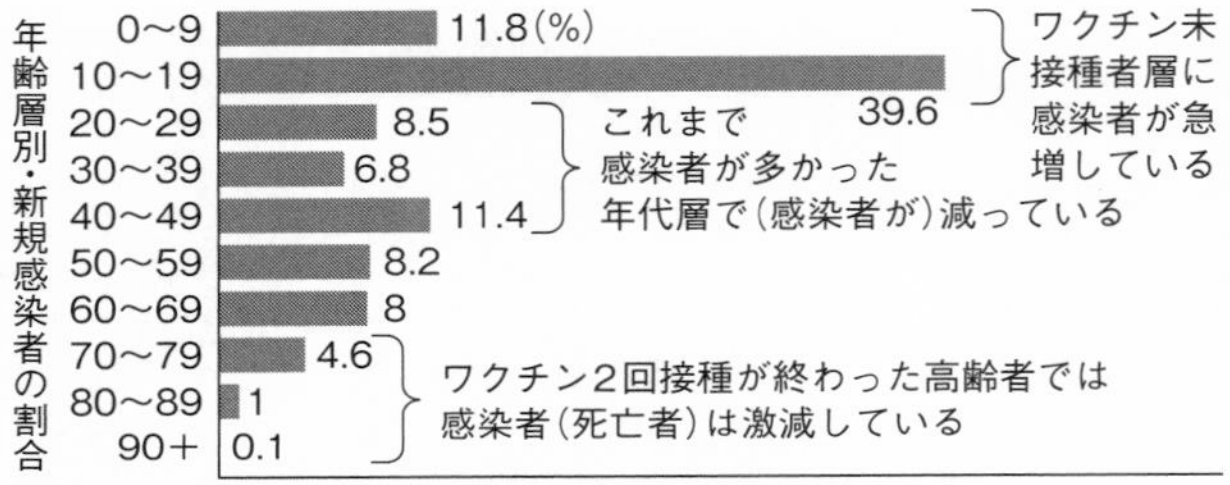

図5-3　イスラエルの1日の年齢別新規感染者数の比率（2021年7月8日号Natureの図を転載）

体の39・6%、今まで非常に少なかった9歳以下が11・8%で、なんと19歳以下が全感染者の約6割にまでなり、感染者が若年化していることがわかってきました。高齢者でのワクチン接種が進んだ結果、新型コロナウイルス感染症が若年者の病気となりつつあるのです。

若年層の大半が軽症ですむとはいえ、重症化する人は確実に存在します。後遺症も深刻です。すでに説明したとおり、感染から回復後も1~2割の人たちに呼吸困難、疲労感、認知障害が残り、社会復帰に困難を感じることが多いようです。単なる風邪ではこのような症状は起きません。新型コロナウイルスは、いったん感染するとあとが面倒です。軽くかかってあとは免疫ができればよいなど と、そんな都合のいいようにはなかなかなりません。若者は行動範囲が広いため、感染を拡散させるリスクが高く、こうした層のワクチン接種の遅れは気がかりなところです。

もう一つ憂慮すべきはワクチンに対する忌避感、嫌悪感です。米国では「新型コロナワクチンにはチップが埋め込まれている」といった荒唐無稽なフェイクニュースが広まるなど、ワクチン接種に消極的な層が存在します。こうした嫌ワクチン感情を持つ方は、マスク装着にも消極的な人が多いため、新型コロナ感染症にかかる人が跡を絶ちません。

実は日本にもこうした嫌ワクチン感情を持つ方が多数存在します。2019年6月、国際的科学誌『Nature』で「世界でワクチンの信頼度が最も低い国は日本とウクライナ」という報道がなされました[※4]。ある英国の医学研究団体が科学と健康に対する各国民の考え方について大規模な調査を行ったところ、世界全体では8割近くの人がワクチン接種をおおむね安全と考えているのに対して、欧米諸国を含む豊かな国々ではワクチンに対する信頼感が低く、なかでもウクライナと日本では4割未満の人たちしかワクチン接種を安全と考えていませんでした。

『Nature』によると、科学的知識の豊富さがかえってワクチンの信頼度を低くしていて、単なる教育や知識提供ではワクチンに対する懐疑論に対抗できないのかもしれない、との分析をしています。

このように新型コロナワクチンでも、嫌ワクチン感情の強い人の接種が進まず接種率が上がらないと、感染がだらだらと続く可能性があります。

※4 *Nature*,https://doi.org/10.1038/d41586-019-01937-6

ワクチン接種に「ただ乗り」することはできるのか？

ここで、ワクチン接種におけるフリーライダー問題について少し触れましょう。フリーライダー（ただ乗り＝フリーライドをする人）とは対価を支払わずに公共のものを利用しようとする人のことです。ワクチンの場合には、「もし自分の周囲で多くの人たちがワクチン接種を受ければ、自分がワクチン接種を受けなくても集団免疫の恩恵は受けられるはず、だから、皆の努力の結果にただ乗りすればいいではないか」と考える人たちのことです。

でも、本当に「ただ乗り」がお得でしょうか？　答えは、ノー、決してお得ではありません。ただ乗りをする人には依然として感染しやすいという性質が残るために、接種を終了した人に比べればはるかに高い感染リスクがふりかかってくるのです。

たとえば、このような例があります。医療機関でクラスター感染が起きた事例を見てみると、その多くで共通に見られるのは、感染者の多くがワクチン接種を避けてきた未接種者であり、一方、2回接種者ではほぼ感染が起きていないという事実です。つまり、周囲がワクチンを受けている中でワクチン接種を受けない人がいると、その人たち（＝未接種者）に感染が起きやすくなる傾向があるのです。これが医療従事者の場合には、自分が感染をし、結果的に自分が面倒を見ている患者さんに感染が拡がる、ということになります。つまり、「ただ乗り＝フリーライド」の迷惑が周囲の人たちにかかり、ほかの人たちが好ましくない影響を受けることになるのです。

「ワクチン接種をせずに同じ恩恵を受けられるなら、自分もそうしよう」という考えが広まると、ワクチン接種にブレーキがかかり、いつまでも社会の一定の割合の人が未接種者として残る可能性が出てきます。つまり、いつまで経っても集団免疫が形成されない恐れがあるのです。

「ちりも積もれば山となる」ではありませんが、ちょっとしたことの繰り返しがとんでもない帰結をもたらすことになります。結局、「ただほど高いものはない」という話になるのです。ワクチン接種では「ただ乗り＝フリーライド」は決してお得ではありません。そんなことは考えないほうがよさそうです。

感染放置による集団免疫獲得アプローチは惨憺たる結果に

一部にワクチンに頼らずとも、国民の多数が新型コロナウイルスに感染すれば、集団免疫が成立するという考えをとる方がいまだに存在します。こうしたアプローチはすでに完全に失敗しています。２０２０年3月初め、英国のインペリアルカレッジロンドンの疫学の教授であるニール・ファーガソン氏が、「人口の60％が感染すれば流行が収束するはずなので、国民の多数がこのウイルスにかかることで社会に『集団免疫』をつけることが望ましい」と主張したのです。英国のボリス・ジョンソン首相は、この説に従って、英国では「集団免疫の獲得を流行収束の目標とする」という政府の基本方針を打ち出しました。

英国はそもそも感染疫学の発祥の地でもあり、国内では賛否両論があったものの、多くの人たちは、「集団免疫は獲得可能」と信じ、一方、政府は感染者の自宅隔離以外は積極的な感染対策は打ち出さず、学校も社会も以前と同様に活動を続けたのです。ところが、感染者が急激に増え続けただけでなく、死者も予想を超えて増加し続けました。その結果、ジョンソン首相はついに方向転換せざるを得なくなり、集団免疫は棚上げにして、2020年4月以降ロックダウンを余儀なくされました。

しかし、その決断は残念なことに「時すでに遅し」でした。結局、英国では、これまでに569万人が感染して、12万9158人の死者を出しました。人口比でみると、日本よりもはるかに深刻な数字です。

実は、同様のことがスウェーデンでも起こりました。国の疫学政策を主導する公衆衛生局の疫学者アンデシュ・テグネル氏が、新型コロナウイルスに対しては「都市封鎖をするよりは、多くの人が感染して集団免疫を目指すのが早い」と主張して、国全体が強い行動規制はせずに、集団免疫の獲得を目指しましたが、英国と同様な結果になり、ロックダウン政策をせざるを得なくなりました。同様に、ボルソナロ大統領が感染対策に消極的だったブラジルも、2021年6月19日に累計の死亡者数は50万人を突破しました。死者が50万人を超えたのは米国に続いて2ヵ国目です。感染を放置して集団免疫を達成するというアプローチは惨憺たる結果となったのです。

自然感染よりもワクチン接種のほうが再感染しにくい

新型コロナウイルスに一度感染したら再感染が起こりにくいと言われていますが、本当にそうなのでしょうか。2021年4月9日、英国の医学雑誌『Lancet』にオンライン発表された論文[※5]で、この問題が扱われています。

2020年6月から2021年1月にかけての7ヵ月間に2万5661人の英国の医療従事者に対して行われた疫学調査によると、一度感染して抗体陽性になった8278人のうち再感染したのは155人、一方、抗体陰性の未感染者1万7383人で感染したのは17044人でした。このことから、一度感染すると、再感染する確率は84%減り、また有症状感染に限ると再感染率は93%減少していたとのことです。そしてこの間、英国では約半数の感染がアルファ変異株によるものでした。

※5 *Lancet*, https://doi.org/10.1016/S0140-6736(21)00675-9

これらのことから、新型コロナウイルスに一度感染すると、アルファ変異株であっても、再感染する率は8割以上減少し、ワクチン接種に近い効果があるかのように見えます。しかし、調査によると、初回感染でできている抗体量には個人差があり、ワクチン接種ほど強い均一な抗体産生ではありませんでした。

別の『Lancet』誌の論文[※6]にも同様な研究成果があがっています。デンマークでは2020年3月〜5月と9月〜12月末に2回の大きな流行がありました。そこで、これらの流行の間に感染した合計52万5339人について、再感染の有無を調べました。その結果、最初の感染によって約8割の人が再感染を免れました。しかし65歳以上の人たちだけに限ると、再感染を免れたのは約半数にとどまりました。高齢者の場合、若年者に比べて再感染が起こりやすいということが示唆されています。これに対して、ファイザー製やモデルナ製のmRNAワクチンは、高齢者にも強い免疫反応を誘導して効率的に感染予防できることがわかっています。

以上、これまでに得られた科学的エビデンスから判断すると、自然感染で得られる免疫よりもワクチン接種による獲得免疫のほうがはるかに良質です。特に高齢者の場合、リスクを犯して自然感染しても、半数以上は再感染してしまうので、まったく割に合いません。「免疫力」が劣る高齢者は重症化のリスクが高いので、自然感染は非常に危険で、ワ

※6 *Lancet,* https://doi.org/10.1016/S0140-6736(21)00575-4

クチン接種が強く推奨されます。

また、若い人の中でも重労働や不規則な食生活を繰り返したりして「免疫力」が低下している人がいます。こういう人たちは新型コロナウイルスにかかりやすいだけでなく、かなり症状が進むこともあり、さらに治ってからも後遺症に悩まされることになります。私は、命をかけて一か八かで感染して獲得免疫を得るよりも、ワクチン接種で効率的かつ低リスクで獲得免疫を得たほうがはるかに合理的と考えますが、皆さんはどのようにお考えでしょうか。

英国の壮大な「人体実験」

英国では世界に先駆けてワクチン接種を進めてきました。2021年7月17日時点で1回目接種者は約4600万人。これは全人口の69・5％に相当します。必要接種回数を終えた人は人口の54・0％に上ります。しかしながら、前述したように、これだけのワクチン接種を進めても、感染が再拡大に向かっています。

2021年7月18日時点の人口あたりの新規感染者数でみると、英国は、インドネシアに次ぐ世界第2位（7日間移動平均値）というきわめて深刻な状態です。日本であれば、「緊急事態宣言」や「まん延防止等重点措置」に踏み切るような局面ですが、なんと、英国では、7月19日よりロックダウン政策の大半を解除しました。スコットランドを除き、マスク着用の法的義務はなくなり、ナイトクラブや飲食店の営業も可能になり、多人数が集まる集会の制限もなくなります。リモートワークの推奨まで打ち切られるというのですから、やることが徹底しています。

ここまで強気に出る背景には、ワクチン接種によってもたらされた重症患者や死者の激減です。２０２１年１月20日には１日の死者数は１８２０人に達したのに対して、６月１日はついにゼロ、７月19日時点でも19人にとどまっています。

「国を挙げた施策にもかかわらず、２回接種率は60％すら超えられず、集団免疫の獲得の目処は立たない。一方で、これ以上のロックダウン政策の継続は経済的に持たない。ならば、感染抑制策をすべて放棄して、自然感染を一気に進めて、ワクチン接種と合わせ技で一気に集団免疫を獲得しよう」。おそらく英国のジョンソン首相はこう考えたのでしょう。こうした発想はわからないわけではありませんが、きわめてリスクが高い選択肢といえるでしょう。

感染が拡大する局面で、規制を解除すると、間違いなくワクチン未接種者を中心に感染が急増します。デルタ変異株は重症化する率も高いので、たとえワクチン未接種者が若年層に多いとしても、感染者が増えれば重症者もぐんと増えるでしょう。はたして医療機関がこうした感染者や重症者の激増に耐えることができるのか不安になります。
英国の前例のない取り組みに対して、世界の科学者たちから憂慮の声が挙がっています。7月7日、医学論文誌『Lancet』は、英国政府が「危険で非倫理的な実験に着手した」と非難し、英国内外の科学者や医学者からの約100人の署名の入ったメッセージを掲載[※7]しました。
7月14日号『Nature』の記事[※8]では、英国内外の多くの科学者や公衆衛生の専門家たちの批判的な意見を伝えています。
「現在、制限を緩和する理由はまったくありません。どちらかといえば、少なくとも感染率の上昇傾向が反転するまで、それらを引き締めるべきです」（英国医師会の公衆衛生医学委員会の元委員長であるピーター・イングリッシュ）
「感染は不可避で『遅かれ早かれ』発生するものと考えているのでしょう。性急に経済を再開することは道徳的に見ても空虚で疫学的にも愚かなことです」（ＷＨＯ〈世界保健機関〉の健康緊急プログラム事務局長のマイク・ライアン）
この記事では、ロックダウンの全面的解除によって、1日当たり10万人もの新規感染者が出るような事態になると、ワクチンが効かない新たな変異ウイルスが出現する可能性が高くなることを危惧しています。こうした変異ウイルスが登場すると、せっかく獲得しつ

※7 *Lancet,* https://doi.org/10.1016/S0140-6736(21)01589-0
※8 *Nature,* https://doi.org/10.1038/d41586-021-01938-4

つある免疫の効き目が弱くなり、集団免疫が成り立たなくなるリスクもあります。

英国の賭けがどのような結末を迎えるのか、本書の刊行時点では予測もつきませんが、日本の感染症対策にも影響を与えることになるので、引き続き注視していくつもりです。

個人のワクチン接種が社会を救う

人類はこれまでもさまざまな感染症と戦ってきましたが、自然感染による免疫獲得のみに頼れば、多大な重症者や死者を生むことになります。新型コロナウイルスの感染拡大を食い止めるには、ワクチン接種しか方法はないように思います。世界の国々が公費を負担してワクチン接種を強力に進めているのは、ワクチン接種による不利益より、接種を進めることの利益のほうがはるかに大きいと判断しているからです。

ワクチンは、個人が免疫を獲得し、その病気にかかりにくくする役割も果たしますが、同時に、「接種により免疫を持つ人」＝「感染しない人」を安全かつ効率的に増やし、その病気に接する機会を減らすことにより、社会全体で感染拡大の阻止も可能にします。つまりワクチン接種は個人のみならず社会にも貢献していることになります。

もちろん、ワクチン接種には一定のリスクがあり、強制すべきものではありません。アナフィラキシーなどの既往症がある方は危険を伴いますので、接種を控えるのは当然です。しかし、多くの日本人にとっては、リスクよりワクチン接種による利益のほうがはるかに大きいと考えます。

コラム　ワクチンを接種したあと、マスクを外しても大丈夫？

ワクチン接種が終わったらマスクを外して自由に行動できるのか、いやそうではない、マスクが外せる世界は当分の間は来ないのでは、などなど、いろいろ議論があります。『New England Journal of Medicine』の２０２１年6月10日号に、米国・ロックフェラー大学で、２回のファイザー製あるいはモデルナ製のワクチン接種を終えた４１７名について、接種後２週間後から約２ヵ月間、毎週、唾液検体によるＰＣＲ検査を行い、感染者出現の有無を調べた結果が報告[※9]されています。

その結果、２名がＰＣＲ検査陽性で（Ct値は20台から30台の前半）、軽い風邪症状を示し、中和抗体が検出されたことから、新型コロナウイルスへの感染が確認されました。検出されたウイルスは、１例はＥ４８４Ｋ変異を含むインド型変異株（デルタ型）、もう１例は別の新奇と思われる変異株でした。Ｔ細胞反応性は調べられていませんが、少なくとも１名

※9　*N Engl J Med*,384(23):2212,2021.

の患者の血清に高いウイルス中和活性が認められたことから、ワクチン接種効果を免れたウイルスによって感染が起きたと考えられます。

つまり、まれなことではありますが、有効率が90％以上を示すワクチンの2回接種を受けても、軽い感染を起こす人が出てくるということがわかります。ということは、ワクチン接種が広範に行われても、しばらくはマスク着用が必要でしょう。

一方、このようなまれな感染例があっても感染者にはワクチン接種により強い中和抗体ができているので、軽症のままですむはずです。他人にうつす可能性は否定できませんが、社会の中で広範にワクチン接種が行われていれば、このような変異株が簡単に社会に広がることはないでしょう（繰り返し説明しているように、mRNAワクチンの場合、変異株にも一定程度の防御効果を示します）。

以上、まとめると、mRNAワクチン接種の防御効果は非常に高いのですが、先に述べたようなまれな感染例が出る可能性を考慮すると、ワクチン2回接種後も当面は人前ではマスク着用のほうが安全です。でも、いずれマスクが外せる世界が来るようになるはずです。

第6章

新型コロナウイルスの情報リテラシー

本章では次のような不安・疑問が解決します

Q.「日本人の大半がコロナに感染済み」って本当？

Q. 筋肉注射ワクチンは呼吸器感染症に効果なしは本当？

Q. 口呼吸はコロナにかかりやすいと聞いたが、本当？

Q. ワイドショーでお馴染みの専門家、信用できるの？

Q. フェイクニュースの見破り方を教えてください。

新型コロナウイルスによるパンデミックが発生してから、かれこれ1年半以上が経ちました。この間、新聞やテレビ、週刊誌、インターネットでは、さまざまな観点からの報道が行われました。その内容は、まさに諸説紛々、玉石混淆とよべるものでした。

「有効な対策をとらないと、日本人の約6割が感染して約42万人が死亡する」のような極端な悲観論から「日本人の大半は新型コロナウイルスに感染済み。集団免疫は確立している」「コロナは単なる風邪で、マスクなんて不要」のような荒唐無稽な楽観論まで振れ幅がとても大きく、国民は、感染者数の浮き沈みに合わせて、報道に一喜一憂してきました。新型コロナウイルスワクチンの接種が進み始めた2021年になると、ワクチンの副反応の恐怖を煽り立てる「嫌ワクチン本」がベストセラーになるなど、相変わらず極端な言説が流布しています。

科学的なエビデンスに乏しい情報に惑わされると、新型コロナウイルスに感染するリスクを高める行動をとったり、平穏な日常生活が送れないほどの不安感や焦燥感に苛まれたりする恐れがあります。新型コロナウイルスが恐ろしいのは、感染力や病原性のみならず、人の心理にも深刻なダメージを与える点です。そこで、本章では、誤った情報に惑わされないための「新型コロナウイルスの情報リテラシー」について考えてみます。

死亡率（%）

	10歳未満	10代	20代	30代	40代	50代	60代	70代	80代以上	年齢階級計
計	0.0	0.0	0.0	0.0	0.1	0.3	1.4	4.5	12.3	1.4
男	0.0	0.0	0.0	0.0	0.1	0.4	1.9	6.3	17.0	1.5
女	0.0	0.0	0.0	0.0	0.1	0.1	0.6	2.7	9.5	1.2

注.死亡率は、年齢階級別に見た死亡者数の陽性者数に対する割合

図6-1　日本国内における年齢階級別の死亡率

（新型コロナウイルス感染症の国内発生動向：厚生労働省2021年1月6日）

専門家ですら予測を間違えた謎のウイルス

新型コロナウイルスは、日本に古くから伝わる妖怪「鵺《ぬえ》」のような存在です。鵺は、頭は猿、胴は狸、尾は蛇、手足は虎という奇怪な物の怪で、からだの一部だけを見てもその本態を捉えることはできません。新型コロナウイルスも、この鵺によく似ていて、世代や個人によってまったく違った「姿」を見せます。30歳代以下の若い世代の死亡率はほぼ0%で「ただの風邪」のようですが、高齢になるにつれて病原性が高まり、80歳代以上になると死亡率は12・3%に達し、感染した8人に1人が命を落とします。一方で、若い世代の中にも重症化して、深刻な後遺症が出る人もいます。

感染症学や免疫学の専門家にとっても、新型コロ

ナウイルスは、これまでの常識が通用しない病原体でした。2020年のパンデミック発生当初は、インフルエンザやSARSの感染症対策に精通した感染症学の大御所ですら、「感染拡大は3月までに終結する」という楽観論を口にしていました。しかし、実際には、新型コロナウイルスは夏になっても感染力が落ちることはありませんでした。それどころかさらに感染力を増した変異株がインドやブラジルのような赤道付近にある国々で次々に誕生して、世界各地で猛威を振るっています。

いまでは感染予防の必須となったマスクについても、私たち専門家は認識を改める必要に迫られました。これまで、公衆衛生学者たちは特殊な医療用マスク以外はほとんど感染予防効果がないと主張してきました。マスクの網目はウイルスの100倍以上も大きく、これでは空気中に漂うウイルスを防ぐことはできないからです。従来の医学的な調査もこれを裏付けるものでした。2009~2011年、イギリスで行われた調査では、インフルエンザに関する限り、マスク着用だけでは他人からの感染を予防する効果はほとんどないか、きわめて低いという結果が出ています。こうした裏付けもあり、2020年以前の世界保健機関（WHO）発行の感染予防マニュアルには「マスクによる上気道感染の予防効果にははっきりとしたエビデンスがない」と書かれています。私自身、過去の著作では、マスク着用には感染予防効果がないと記述していました。

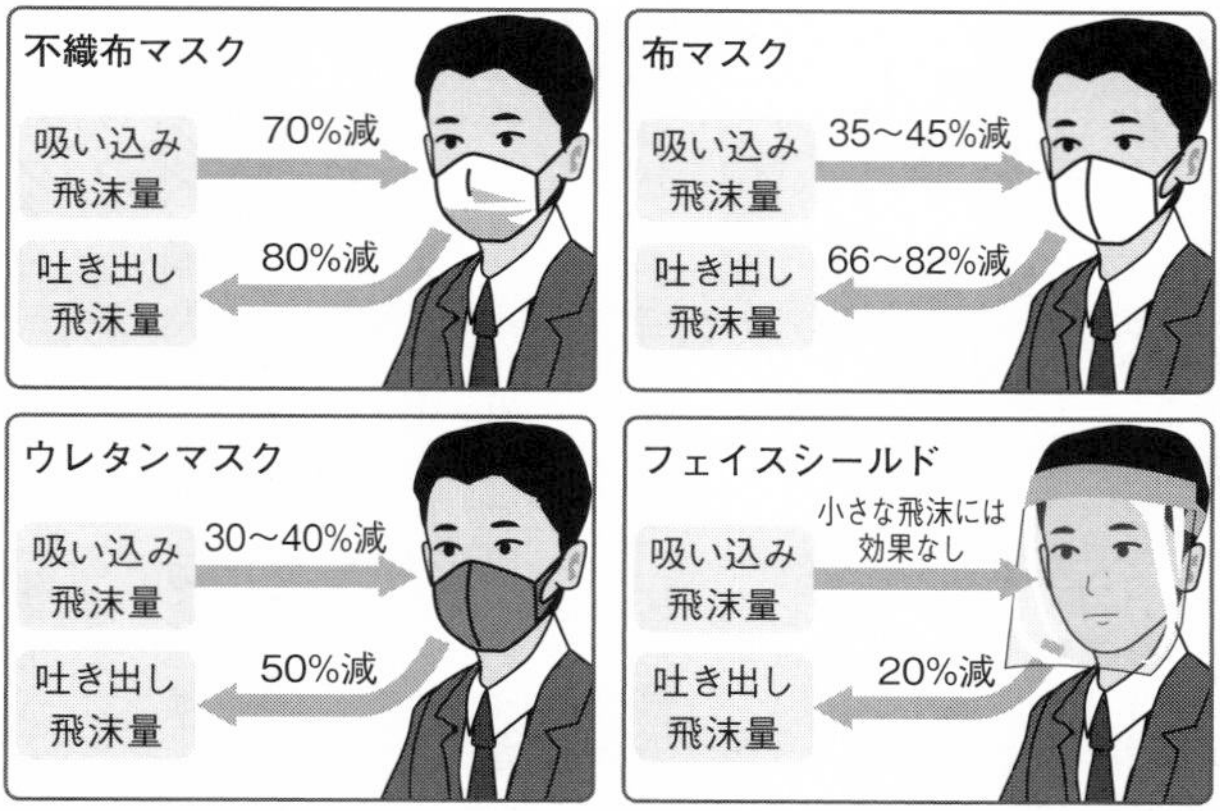

マスクを着用することで、他者からの感染を防ぐ効果とウイルス感染者が他人を感染させるリスクをある程度下げることができる。

図6-2　マスクとフェイスシールドの新型コロナウイルスの感染予防効果（豊橋技術科学大学・飯田明由教授の実験値を元に作成）

ところが新型コロナウイルスのパンデミックが起きると、マスクを着用することで明らかに感染リスクが下がることがわかってきました。マスクはウイルス自体の飛散は防げないのですが、新型コロナウイルスは飛沫に乗って出てくるので、感染者が他人に向かってウイルスを放出するのを防ぐにはかなり有効だったのです。こうした新しい知見により、WHOは、2020年6月、マスクには感染力がある飛沫を遮断できる可能性があることを認め、「新型コロナウイルスの感染予防のために、公共の場でマスク着用を推奨する」と発表しました。

それでも米国のトランプ前大統領

は、マスクは感染予防にはあまり意味がないとして、マスク着用に終始消極的でした。

マスクの感染予防効果を確認するために、米国50州で、マスクを着用することとなしにレストラン再開業（＝室内での食事提供）をした場合とマスク着用義務のもとに再開業をした場合とで、それぞれ感染者数、死者数が開業前と比べてどのように変化したかについて調査[※1]が行われました。

まず、マスク着用義務なしでレストランを再開業した場合8週間後には人口10万人あたり平均643・1例の感染があったのに対して、マスク着用義務化のもとでのレストラン再開業では新規感染例はその約10分の1の平均62・9例でした。また、マスク着用を義務化してから6週間後には、新規感染者数は9割減、死亡者数は8割減と、いずれも大きな効果が確認されました。さらに、米国の13の州では、マスクを義務化してから6週間以内に5万人以上の過剰死の減少が見られたそうです。

「日本人の大半がコロナに感染。流行は11月に終わる」との予測の意外な顚末

新型コロナウイルスは、これまでパンデミックを引き起こしたインフルエンザウイルスとは違う、未知なる性質を持った病原体でした。そのためマスクによる感染予防にとどまらず、感染経路や重症化のメカニズム、治療法など、わからないことだらけでした。そも

※1　*J Gen Intern Med*, 35(12):3627, 2020.

そも、私たち専門家の中にも、新型コロナウイルスに関する「常識」がなかったのです。このために、専門家でも誤っておかしな情報提供をしてしまうことがありました。当初はそれがやむを得なかったとしても、専門家なのですから間違ったことは後で訂正すべきだったのです。

しかし、多くの人たちは「言いっぱなし」にしてしまい、変な知識が徐々に広まってしまうことになりました。また、専門家の中には一般受けを狙って、わざと奇抜なことを言う人がいて、それが結局、誤った情報提供になったということをしばしば目や耳にしました。こうなると、一般の人たちには、ますます情報の真偽判定が難しくなります。

私は「異端の説」だからといって、頭ごなしに批判することはしません。たとえ非専門家の言説であっても、科学的に説得力のある仮説には耳を傾けるべきだと思います。

しかしながら、一部の学説は、一般の方々が新型コロナウイルスの感染予防の努力は無駄であるかのように誤解しかねない危険なものがありました。しかも、こうした学説が科学コミュニティで十分に議論されることなく、一般に流布してしまったのです。

象徴的だったのが、京都大学特定教授の上久保靖彦氏が唱えた「日本にはすでに集団免疫が達成されている」という学説です。大雑把に言うと、「日本には、3種類の新型コロナウイルス（弱毒型のS型とK型、強毒型のG型）があり、弱毒型のS型とK型が先に流行していたために強毒型のG型に対してすでに集団免疫ができていて、このために日本人は強毒型のG型に対して重症化しにくく、致死率が低い」というものです。

そして上久保氏は2020年11月に新型コロナウイルスは終息すると大胆な予測をしました。「試算では、いまのところ日本人は、S型50％、K型55％、武漢G型80％、欧米G型85％で集団免疫が成立し、このままいけば、11月にはほぼ100％の日本人が免疫を持つはずです。高齢や基礎疾患などの重症化リスクがなければ、今後亡くなる人は少なくなるでしょう」（『女性セブン』2020年9月24日・10月1日号）と明言したのです。

しかし、結果はまったく違ったものとなりました。11月以降、1日当たりの新規感染者と死者数は増加の一途をたどり、12月には感染の第3波が襲い、2021年1月には過去最悪の新規感染者数を記録しました（図6－3）。その後も第4波と第5波の流行が起きるなど、いっこうに感染が終息する兆しは見えません。やはり日本人には集団免疫は確立されていなかったのです。上久保氏は、『WILL』という雑誌のインタビューで、「コロナウイルスは無症候で感染力が強いから中途半端な行動制限では防げるものではありません。（中略）むしろ中途半端に行動を制限すると、免疫が薄れてしまうんです。どんどん外に出るべきなんです」と主張されていますが、一度できた免疫が行動制限により薄れることなど免疫学的にはあり得ません。

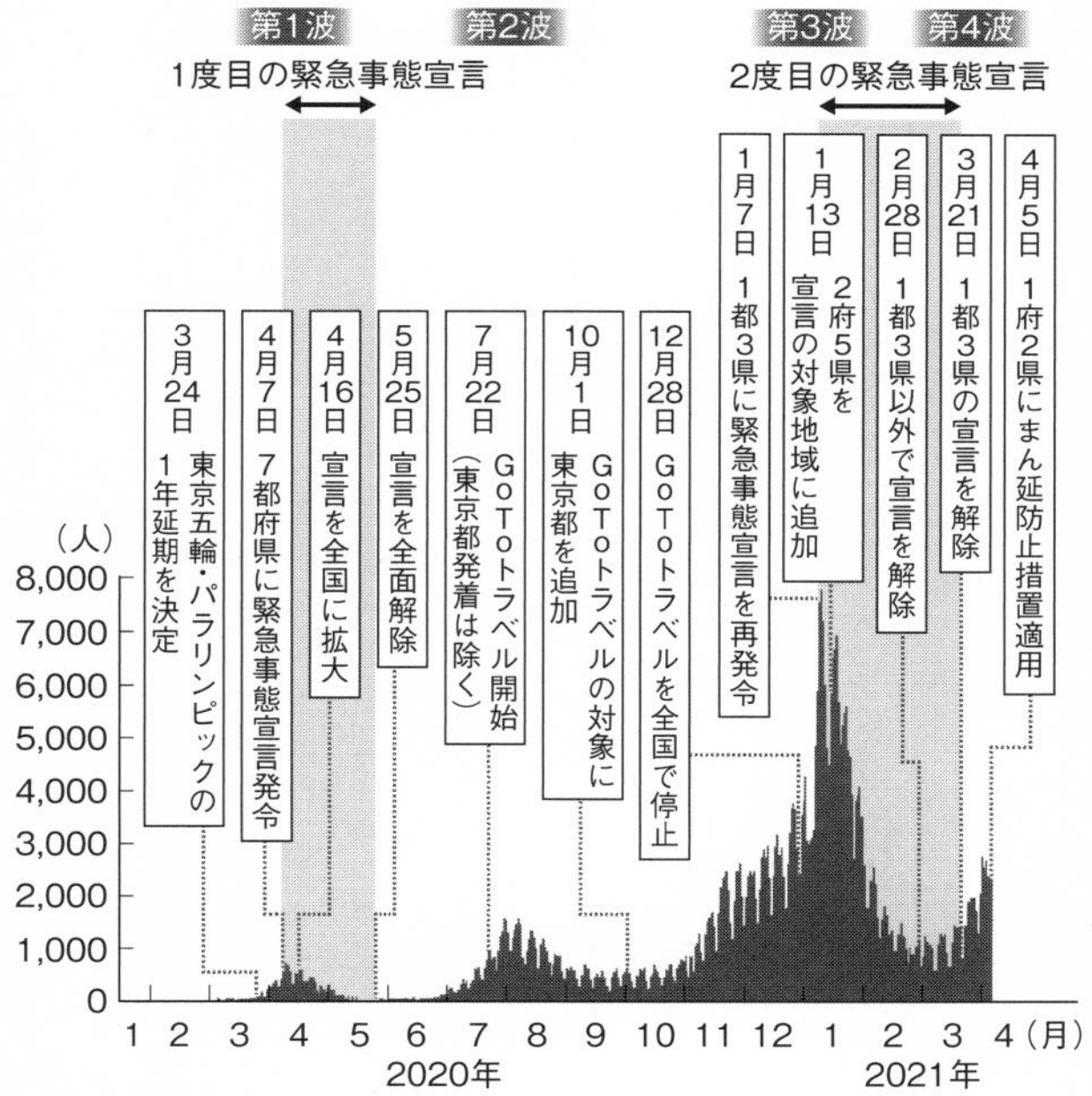

図6-3　新型コロナウイルスの感染者数の推移

免疫の専門家からみると、上久保氏の「集団免疫獲得説」には医学的エビデンスが不足しており、説得力の乏しいものでした。そのため、免疫学者の間では、この説はほとんど支持されておらず、上久保氏の論文は、正式な査読を受ける前の段階で、Cambridge Open Engage というオープンアクセスプラットフォームに公開されるにとどまっています。

問題は、こうした学説

を無批判に垂れ流したメディアにあります。新型コロナウイルスの感染が拡大を続けている最中に、「すでに日本人の大半には新型コロナウイルスの獲得免疫がある」という情報を流したら、多くの人が油断して感染予防策をおろそかにしてしまうでしょう。万が一、この情報を鵜呑みにした高齢者が新型コロナウイルスに感染して、命を落としたとしたら、メディアはどのような責任をとるのでしょうか。

集団免疫獲得説を報道したメディアは、その後もこの学説を検証することなく、現在に至ります。つまり、報道しっぱなしになっているのです。あれだけ大々的にしかも面白おかしく報じた以上、それが正しかったのかどうなのか、ご自分たちで検証することが必要です。通説に著しく反した説は、意外性もあって面白く、反響も大きいのかもしれませんが、人命を左右するかもしれない情報を興味本位の姿勢で扱ってもらっては困ります。

日本のメディアの科学リテラシーは残念ながら総じて低い

新型コロナウイルスのパンデミック発生以来、私のもとには、新聞社、テレビ局、週刊誌、webマガジンなどの多数のメディアの方々から取材依頼がありました。私としては、正確な情報を一般の方々にお伝えしようと、できるだけ取材には協力してきました。しかし残念ながら、日本のメディアの方々の科学リテラシーは総じて低いように思います。大変勉強熱心で専門家顔負けの知識をお持ちの方もいらっしゃるのですが、大半は免疫学や感染症の基礎的な理解が不足しており、取材を受けるたびに、いちから説明を繰り返す必要に迫られました。

パンデミック発生から1年半以上が経過しましたが、報道関係者の方々の新型コロナに関するリテラシーはあまり上がっていないようです。先日も在京の人気報道番組から、今晩の番組に出演してほしいので、まずは電話取材をさせて欲しいと連絡がありました。

そこで取材を受けることにしたのですが、新型コロナウイルスの感染状況にかなり疎い方のようで、一々、基礎的なことから説明しないと話が進みません。しかも、私の専門が免疫学であるにもかかわらず、質問内容が疫学的なことばかり。結局、1時間近く説明したのですが、なかなか埒があきませんでした。取材がなんとか終わり、電話を切ったのですが、その約1時間半後、再びむこうから電話がかかってきて、今晩の番組内容が変わったので出演は結構です、とのこと。時間の無駄もいいところでしたが、一方で、番組に出てトンチンカンな質問をされるよりずっとまし、むしろほっとしました。愚痴めいた話になりましたが、この1年半、こうした不毛なことが幾度となく繰り返されてきました。

欧米の著名なメディアには、免疫や感染症についても精通した医療ジャーナリストによるレベルの高い記事が掲載されることが多く、専門家からみても参考になるものが多いのですが、日本のメディアではこうした質の高い記事はきわめて少ないのが実情です。

ただし、比較的最近のことですが、いくつかの番組は、いい加減な専門家を登場させておきまりのことを言わせるのではなく、むしろ自分たちでしっかりした取材をして、それをもとに中身を作り、独自の切り口で報道しようとしています。これは、とても大事なことだと思います。科学リテラシーというのは他人に教えて貰うものではなく、自分で勉強することによって自然に生まれてくるものだからです。他人の意見に左右されない考え方は自らが練り上げることが必要です。その意味では、いくつかの番組が独自の努力をしているのはとても好ましいことです。

「コロナ・コメンテーター」の真贋

でも、問題は、制作者側の情報リテラシーだけではないようです。テレビのニュース番組やワイドショーに登場する「専門家」の中にも、かなり偏った意見の持ち主であったり、医学的な基本知識に欠ける方も登場します。こうした「専門家」の方々は、有名国立大学の現役教員だったり、研究機関の在職経験のある方だったりするので、肩書きだけで判断するのは難しく、コメンテーターの真贋を見抜くのは容易なことではありません。

具体的な例を挙げましょう。2021年1月17日放送の読売テレビ『そこまで言って委員会NP』に登場した京都大学ウイルス・再生医科学研究所准教授の宮沢孝幸氏が以下のような発言をされました。

《「まず最初に、断んなきゃいけないんですけど、そもそもワクチン効くんですかね？」》と呼びかけたうえで次のように語りました。

《「（発症予防効果が）95％とか言っているけれども、ちょっとありえない数字なんですね。呼吸器感染症ってワクチンなかなか作れないんですよ。インフルエンザもあるにはあるんですけど、そんなに効いているわけじゃないと」「理論的に考えてもですね、現行のワクチン、筋肉に注射するタイプのワクチンが呼吸器感染症に効くというのは、ちょっと合理的じゃないんですよ。たとえば、腎臓とか肝臓に感染するウイルスがあったとして、それがどこから入るか、腎臓や肝臓へ直接いくわけではなくて、粘膜から入ってくる。粘膜から入って、血中を流れて、腎臓とか肝臓に到達するんですよ」

「その場合は血中に存在する抗体がブロックしますよね。ところが、呼吸器感染症というのはあくまで肺に直接きちゃうんですよ。その場合、直接かかってしまうので、肺に。血液中の抗体が効くのはおかしいんですよね」》

宮沢氏は呼吸器感染症では肺がウイルスに感染するが、筋肉内注射で注射する抗体は血中で作用するため、効果がないとした（この問題を報じた、BuzzFeed Japan ２０２１年2月11日記事を引用)。

一般の方が、この番組を見ると、筋肉注射する新型コロナ感染症のmRNAワクチンが効かないように思ってしまうかもしれません。しかし、これは、ひどい間違いです。筋肉注射だからといって、呼吸器感染症に効かないことはありません。確かに、インフルエンザワクチンで以前にこのようなことが言われたのですが、現在、新型コロナワクチンの集団接種で使われているファイザー製とモデルナ製のmRNAワクチンに関しては、話はまったく別といっていいでしょう。2つとも筋肉注射するタイプのワクチンですが、第1章で説明したとおり、両ワクチンとも発症予防効果が約95%といううきわめて高い有効率を示しています。インフルエンザワクチンの有効率は低くて30%台、高くても60%ぐらいですから、それとは比較にならない高い数字です。

そもそも、宮沢氏の言っている説明は免疫学的な見地からみても間違っています。mRNAワクチンの場合、筋肉注射であってもウイルスの働きを抑える抗体が体内で十分にできています。そして、血中のみならず、その一部は肺にも入り、肺の内腔でも働きます。もう少し詳しく説明しましょう。

一般に、ウイルスが体内に侵入してウイルスに対する特異的なIgG抗体ができると、血液を介して全身をめぐり、侵入してきたウイルスの排除に働きます。一方、IgA

抗体は、主に粘膜表面に分布して、粘膜の局所でのウイルス防御に働きます。IgA抗体は最初、血中や粘膜下面で作られるのですが、時間とともに粘膜表面に移行します。

この点、今回のファイザー製、モデルナ製のワクチンはともに非常な「優れもの」で、筋肉注射により、接種を受けた人の血中には、時間経過とともに新型コロナウイルスに対するIgG抗体とIgA抗体の両方が増加します。そして、IgG抗体とIgA抗体の一部は、粘膜にも移行するので、粘膜面での免疫反応も強化されます。このために、mRNAワクチンは強い感染予防効果を持つだけでなく重症化予防効果も非常に優れているのです。重症化というのは、体内でウイルスが急激に増えたことをきっかけとして始まるので、ウイルス感染を未然に防げば、重症化は起こりません。万が一、ウイルスが体内に侵入しても、ワクチンが作った免疫が十分に働けば、ウイルスはそれ以上は増えることができず、結果として重症化が起こらなくなります。つまり、mRNAワクチンは筋肉注射でありながら、感染予防も重症化予防もします。

宮沢准教授は、他にも「口呼吸でウイルスを吸い込むと肺にまで届き、そこでは防御できないので、ウイルスにかかりやすくなる」みたいなことも言っておられますが、それも完全に間違いです。口呼吸であろうが、鼻呼吸であろうが、ウイルスは気道内に入ってきます。入ってきたウイルスが一定数以下であれば、気道中の粘液がウイルスを捕捉し、ウイルスを物理的に押し流し、排除してしまいます。その際に、粘液中に含まれるＩｇＡ抗体がウイルスに結合して捕捉・排除に大事な役割を果たします。ウイルスを直接殺すのではなくて、ウイルスに結合して流し去ってしまうのです。さらに、ワクチン接種をすると、血中で増えたＩｇＧやＩｇＡの一部が気道内腔の粘膜表面に移行して局所濃度が高くなり、病原体を捕捉する働きが強くなります。

また、万が一、ウイルスが粘膜層を通り抜けてしまっても、気道の粘膜下層には食細胞であるマクロファージがたくさん存在するので、ウイルスを食べてくれます。さらに、ｍＲＮＡワクチンはこれらの細胞の働きも強化してくれます。つまり、気道にはもともとウイルスを防御するためにしっかりしたしくみがあり、それがｍＲＮＡワクチン接種によりさらに強化されます。したがって、口や鼻からウイルスが一定数以上入ってきても簡単にはウイルス感染は起こらず、ワクチン接種により気道での免疫の働きはさらに強くなり、ウイルスを排除してくれます。口呼吸だからウイルスにかかりやすくなるというのは、単なる想像の産物でしょう。

もしこのようなことを心配するのであれば、もっと気を配らないといけないのはマスクの着け方です。よく鼻だけを出してマスクをしている人をみかけますが、鼻腔内にはウイルス受容体であるＡＣＥ２が粘膜上皮に発現しているので、鼻からウイルスを一定数以上吸い込むと感染する可能性があります。つまり、鼻を出してマスクをするということは、「頭隠して尻隠さず」的なところがあり、隠すべきところが露出している状態です。これではウイルスに対する防御は不十分です。口呼吸よりは鼻出しマスクのほうがもっと高い感染リスクがあると思います。

また、最近、宮沢氏は、あるイベントで、女性がワクチンを接種すると卵巣炎になったり、妊娠女性の場合には流産する可能性があると発言して、物議を醸しています。

《(著者註 今回2回接種した人が) 3回目打つでしょ。2回目で細胞性免疫がすごい誘導されているわけだから、3回目はなおさら攻撃の可能性が高くなる。卵巣炎ぐらいにはなるだろう、と思って恐れているところです》

《妊娠してても大丈夫ですかっていうのがあって、それ、皆さん『大丈夫ですよ』『(妊婦にはワクチンが危険というのは) デマですよ』って言ってる人もいるんだけど、ちょっと待って欲しいんですよ。というのは先ほど言った卵巣がやられる可能性があるというのもあるんですけど、妊娠のときの問題がありまして、特に妊娠初期ですね。妊娠後期でもちょっと問題があるかもしれないんですけど。いま妊娠してても打っても大丈夫ですよという論拠が、ワクチンを打っているグループとワクチン打っていないグループで流産率が変わらないということでOKを出していると思うんですよ。それは認めます。

しかし、妊娠してから出産するまでっていうのは、20％ぐらい流産するんですよ。自然にね。ワクチンを接種したことによって、１００人が打って１人ワクチンのせいで流産するとしますよね。でもともともとベースラインが20なんですよ。１００人のうち21人になるんですよ。もともと有意差を出すのは容易ではありません。関連性を証明することはできません。１００人に20人が１００人に21人になってもいいんじゃないかという考えもあるんです。（でも）年間80万人の子どもが生まれるとしたら、８０００人の流産が増えてしまうんですよ。有意差がないにもかかわらず。８０００人の人口が減ってしまう》

宮沢氏は、ワクチンの成分が卵巣にも一時的に分布することを論拠に、ワクチンの成分を取り込んだ卵巣の細胞がスパイクタンパク質を合成し、これを免疫細胞に提示することによって、免疫細胞がウイルスと間違って卵巣の細胞を攻撃するので卵巣炎になる、あるいはこれが胎盤で起きれば流産の原因となる、という仮説を立てているようですが、どうも宮沢氏は免疫学を間違って理解しているようです。

ウイルス由来の抗原（スパイクタンパク質）を免疫細胞に提示するには、細胞の上に発現しているＨＬＡクラスⅠ分子の上に抗原を分解したペプチド断片を載せる必要があります。しかし、ウイルスに感染していない通常の細胞では、抗原タンパク質を細胞内で分解して、ＨＬＡクラスⅠ分子と結合できる程度の大きさに分解するメカニズムが十分に発達しません。加えて、免疫細胞を活性化するために不可欠な補助刺激分子を発現していないので、有効な抗原[章末註]提示を起こせないのです。また、細胞がウイルス由来のスパイクタンパク質を合成したからといって、細胞が異物化（＝感染細胞化）することもありません。

宮沢氏自身が認めているように、これまでの疫学データでは、妊娠女性のワクチン接種者と非接種者の間では、流産率の変化はありません。また、ワクチン接種の妊娠、分娩、胎児形成に対する影響を調べるラットの実験[※2]が行われていますが、体重当たりヒトの場合の約３００倍のワクチンを接種していますが、それでも妊娠ラットの卵巣にも子宮にも組織像の異常は見られず、流産も胎児の異常も見られていません。

ワクチン接種はノーリスクではありませんから、妊娠した女性に対するワクチン接種の影響については今後も慎重に監視していかねばなりません。しかし、ワクチン接種の妊娠への悪影響を示唆する科学的なエビデンスを何ら提示することなく、免疫学的な裏付けのない仮説を頼りにして、ワクチンを接種すると８０００件の流産が起きて、人口が８０００人も減少すると一般の方を脅かすのはおよそ科学者として正しい姿勢とは思えません。

悲観的で負の側面ばかりを強調するワイドショー

ワイドショーのコメンテーターは、限られた登場時間のなかでわかりやすい歯切れのよ

※2　Bowman CJ et al, Reprod Toxicol, 103:28, 2021

いコメントを求められます。しかし、いまだ未解明な部分の多い新型コロナウイルスについては、感染予防策、ワクチンの効用ひとつとっても、手短に説明することは困難です。特に私の専門とする免疫学では、免疫機構自体が複雑なために、丁寧に説明しようとすると、どうしても時間がかかります。

番組制作者からすると、こうした専門家は扱いづらいのか、自分たちがあらかじめ用意したシナリオに沿ったことを話すコメンテーターばかりを登場させるようになります。複雑な話でも大雑把な切り口で何でもわかったように話す人が好まれるのです。

一つの例は、元国立感染症研究所の研究員で、白鷗大学教授の岡田晴恵氏でしょう。2020年同氏は、『羽鳥慎一モーニングショー』（テレビ朝日系）や『Nスタ』（TBS系）に連日出演し、同年上半期のTV番組出演数は276回で、ハリセンボン・近藤春菜さんと並び女性1位だったといいます。彼女の特徴は、新型コロナウイルスの危険性を強調し、PCR検査不足を厳しく批判することにありました。でも自称ウイルス学者でありながら、ウイルスに関する知識はまるで不正確でした。2020年の5月頃には「コロナは高温多湿と紫外線が大嫌いなので夏には感染は下火になるはず」と言っていましたが、高温が続くブラジルやアフリカでもコロナは大流行しました。ウイルスが紫外線に弱いというのは、殺菌用に用いる特殊な紫外線（UV－C）の場合だけであり、日光中の紫外線にはウイルスを殺すだけの力がありません。また、高温多湿だから増えやすいのはカビや細菌であり、一方、コロナウイルスは宿主の細胞内で増えるのですから、温度や湿度は関係ありません。ウイルス学の常識の問題です。

また、新型コロナの病態をあたかもよくわかっているかのように解説するのも彼女の特徴です。たとえば新型コロナでの肺炎の悪化について次のようなことを言っています。

《肺でのガス交換ができ難くなると、酸素が充分に取り込めなくなるため、二酸化炭素がたまると肺が酸性化します。酸性化した環境において、新型コロナウイルスは増殖しやすくなる性質があり、感染者の病態が急速に悪化することになります》(『教育家庭新聞』2021年2月15日号より抜粋)。

でも、どこでこんな間違った知識を仕入れてきたのでしょうか? 肺炎が悪化すると局所での酸素濃度は下がりますが、呼吸停止でも起こらない限り、肺で二酸化炭素は簡単には増えません。万が一、二酸化炭素が溜まると血液が酸性に傾きそうになることはあり得ますが、通常はからだの恒常性維持機構が働いて酸性化が止まり、元に戻ります。また新型コロナウイルスで肺炎が悪化するのは、免疫の暴走が起こってサイトカインストームという状態になるからです。この状態ではウイルス増殖はもう関係がなく、ウイルスの増殖を止めてもサイトカインストームは止まりません。つまり、肺炎悪化の機序については、まるで間違った知識を提供しています。

また、前述のワイドショーでは岡田氏は、視聴者からの「コロナ感染者もワクチン打ったほうがよいですか?」という質問に対して「当然抗体をお持ちの方なので、ワクチン接種の必要はないんじゃないかと思います」と発言しています。これも完全に間違いです。正しくは「新型コロナの感染によってできる免疫の強さには個人差があり、弱い免疫しかできない人がいる。これに対して、感染者が1回のワクチン接種を受けると、2回接種をしたときとほぼ同様の効果が見られ、強い免疫が誘導される。したがって、感染経験者であっても1回のワクチン接種を受けるべき」です。実際に米国のCDCや日本の厚生労働省のホームページでも、感染者でもワクチン接種を受けることが推奨されています。テレビ局もさすがにこの発言はまずいと思ったのか、番組中で訂正されて、SNS上で問題になっていました。

岡田氏に限らず、多くのワイドショーは、新型コロナウイルスの危険性を過剰に煽り立て、悲観的に描いていたように思います。おそらくそのほうが視聴率を取れるのでしょうが、あまり建設的なことだとは思いません。こうした極端な描き方は、その対極にある「コロナはただの風邪。感染予防など不要で、マスクなどつけずにどんどん飲みに行こう」という、これまた極端な楽観論を勢いづかせることになります。

恐怖感を煽り続ける手法はさすがにこの辺でやめにしていただきたいものです。

もっともらしいガセ情報、フェイクニュースの見分け方

新型コロナについての情報リテラシーを高めるうえで重要なのは最近増えているフェイクニュースを見抜く能力です。２０２１年7月に入って、ＳＮＳで「ワクチン接種者が新型コロナウイルスのデルタ変異株に感染すると未接種者より死亡率が6倍高い」というニュースが拡散されて話題になっています。そこで、その真偽について調べてみました。

すると、このニュースが、カナダの『LifeSite』という超右翼系誌が報道したものに由来していることがわかりました。ところが、その記事を読んでみると、実にとんでもない間違いをしていることがわかりました。イギリス公衆衛生庁が出している数字を間違ってを理解しているのです。ところが反ワクチン派の人たちは、その引用されているデータの中身身をきちんと確認せずに、自分たちの主張に都合が良いからということで、先のような誤りのメッセージを撒き散らしていたのです。

実際、ロイター通信がこの間違いに気がついて、7月2日に「LifeSite がしている報道は誤りであり、数字を間違って引用している」と報道しています。つまり、予想どおり、これはフェイクニュースでした。

一見もっともらしく見えたり聞こえたりする情報が、勉強不足の人が振りまく単なる質の悪い情報なのか、それとも知識を持った人による意図的なフェイクニュースなのか、一般の方々が見分けるのは簡単ではありません。特に、専門性の高い分野となると、余計に判断が難しくなります。専門性がある場合の判断には、一定程度以上の知識や、さらには経験（＝普段から考える癖があることを含む）や、時には勘まで必要になるからです。

それでは、いったい、物事の真贋を見分けるにはどうしたらいいのでしょうか。われわれ専門家の場合には、専門誌に投稿された論文をお互いが査読者（レフェリー）となって審査するというしくみがあります。ピアレビュー（同僚による評価）とよばれるものです。

査読者にはその分野に関する深い知識と経験が求められます。一流誌の場合、3〜5人の専門家が査読者となります。査読者は、（1）論文でなされている主張に論理性があるか、（2）データに関して方法論的な問題や統計的な問題はないか、特にデータの再現性が担保されているか、（3）データの解釈が公平であるかどうか、（4）自分のデータの足りない部分、欠点を理解して、それを自ら吟味、討論できているか（すなわち客観的に自分のデータを眺めているか）、などなど、いくつもの点について厳しく審査をします。

このような関門をくぐりぬけた論文だけが採択され、専門誌に掲載されるのです。格の高い専門誌であるほど査読が厳しくなります。『Nature』や『Science』のような著名誌だと採択率は10％以下、投稿されたものの1割以下しか採択されないのです。ところが、このようなシステムでも失敗することがあります。それは、意図的に不正をしようとした論文の場合です。余程の専門家でも軒並み騙されてしまうことがあるのです。最近では、STAP細胞の論文がそうでした。日本のある女性研究者が書いた論文が科学誌『Nature』に載ったのですが、あとからデータが操作・捏造されていることがわかりました。超一流誌の『Nature』ですらそれを見抜けなかったのです。

そうなると、論文が査読制度のあるクオリティの高い専門誌に載ったから信用できるとは限りません。最近新聞やテレビなどでよく聞く「査読前論文」というのも要注意です。査読前でも掲載する専門誌があり、その中で良いものはいずれ査読制度のある雑誌に採択され、掲載されます。ところが、いつまで経っても査読制度のある雑誌に載らない論文があります。それは要注意論文です。しかるべき雑誌には載らない何か、多くの場合、査読者が認めようとしない何らかの理由があるのです。ましてや、査読制度がないインチキ雑誌（俗にいうハゲタカジャーナル）に載った論文は一考にも値しません。

「テレビ、新聞や雑誌に載ったから」というのもさっぱりあてにはなりません。それは日本のマスメディアの多くの方々がご自分で文献を調べて勉強するのではなくて、取材により単なる耳学問を積み上げるだけだからです。ご自分の努力で科学リテラシーを培うのではなくて、専門家の意見を吸い上げてその最大公約数をとって、なんとなく「物識り気分」になる人が多いのが実情です。でも、実は専門家にはいろいろいます。そういう人たちから話を聞くと、かえって真実がわからなくなってしまうのです。

となると、新型コロナについては、専門家といわれる人たちやメディアの意見も大して信頼できないということになります。ではどうしたらいいのでしょうか。

それには、まず自分の頭で考える癖をつけることです。たとえば、おかしいなと思ったら、頼りになりそうな情報を自分で探してみることです。便利なのは「ググってみる」ことです。スマホやパソコンでグーグル検索してみると、調べていることについていろいろな知見や意見があることが見えてきます。自分にとって心地よい考えばかりでなく、それに対する反対意見にも耳を傾けると、科学の世界で信頼されている情報を自分で探すことができるようになってきます。そのような作業を繰り返しているうちに、少しずつ自分の中に物事を判断する「勘」のようなものが育ってきます。もし手がかりがない場合は、今は専門学会が啓発活動として学会の意見をしばしば出していて、学会のホームページなどにわかりやすく、偏りのない中立的な意見を見ることができます。

自分なりの判断の素地がある程度できてくると、特定の主張や仮説を聞いたときに、これは「チェリーピッキング」ではないだろうか、つまり、自分に都合のいい理屈や情報だけを摘んで引用していることはないか、すべてが確定しているかのように一方的な断定をしていないだろうか、さらには、自分の主張の弱点を隠していないだろうか、など、少しずつ見えてくることがあります。

よく「わかりやすい話が正しい」というようなことを言う人がいますが、これは必ずしも正しくありません。話をわかりやすくするために自己の説を支持するような情報だけ示すというトリックがあるのです。大体、われわれ自身が物事を吟味する際に、無意識のうちに自分に心地よい情報にばかり目を留め、逆に都合の悪い情報は無視、軽視する傾向を持っているのです。このような偏りのことを「確証バイアス」といいます。

これが自分だけでなく、自分の周囲でも起きてくると、次第に「同調効果」とか「同調圧力」というものが生まれてきます。「同調効果」とは、自分の考えや行動を、無意識的、意識的に周囲に合わせてしまうこと、一方、それを周囲に強要してしまうというのが「同調圧力」です。これが進むと、いずれは自分と異なる考えや行動の人を見つけて叩くことにつながり、やがては「自粛警察」のようなものが生まれてしまうのです。決して「わかりやすい話が正しい」とは限りません。むしろその逆のほうが多いのです。

以上まとめると、もっともらしいガセ情報やフェイクニュースを見分けるのは簡単ではありません。むしろ、そのようなものが見分けられる簡単な方法は存在しないといっていいでしょう。そういうものに期待するよりは、まずはご自分の判断力を育てることです。テレビや新聞からの情報を鵜呑みにせずに、自分自身で考え、情報を吟味する習慣を付けることです。そして、自分の判断が「チェリーピッキング」や「確証バイアス」に陥っていないかどうか、周囲の意見を聞きながら、考えてみることが大事です。

いろいろな立場の人たちと話してみることも大事です。それを繰り返しているうちに、情報の正しさ、確からしさ、蓋然性が少しずつ見えてくるはずです。さらには「専門家」とよばれる人たちに対して、自分なりの「格付け」ができるようになってくるかもしれません。「専門家」は「首を洗って」その判断を受ける準備が必要です。

※抗原提示：抗原提示のためには細胞内で作られる「免疫プロテアソーム」というタンパク質分解酵素複合体の発現が高くなっている必要がある。樹状細胞のような抗原提示細胞は免疫プロテアソームの発現が恒常的に高く、いつでも抗原提示ができる。一方、通常の細胞（＝抗原提示細胞以外の細胞）では免疫プロテアソームの発現が低いため、有効な抗原提示が行われにくい。現時点では、免疫プロテアソームの発現制御のメカニズムは不明だが、発現増強のきっかけの一つがウイルス感染であることはわかっている。

仮に生殖巣内にワクチン成分が流入したとしても、濃度が低くて短時間であり、ウイルス感染が起きているわけではないので、宮沢氏が主張するように、生殖細胞上にスパイクタンパク質が有効なレベルで提示される可能性は低いと考えられる。一方、宮沢氏が主張することが起きうるのであれば、卵巣や胎盤に限らず、ワクチン成分が流入する全身の組織で自己免疫反応が起きることになるが、現実にはそのような現象は確認されていない。

さらに、抗原提示には、副刺激（co-stimulatory）分子が細胞膜上に発現することが条件だが、生殖巣の細胞上には副刺激分子の恒常的な発現はない。以上のことから、私は、ワクチンが生殖巣内に一定時間分布したとしても、宮沢氏が主張するような、自己免疫反応を原因とする卵巣炎や流産が起きる可能性は極めて低い、と考えている。

第7章　「嫌ワクチン本」を検証する

本章では次のような不安・疑問が解決します

Q. 有名な医師が、ワクチン接種は控えて、自然感染して免疫を獲得することを推奨していました。本当ですか？

Q. ワクチン接種後に死亡する「ワクチン死」が急増しています。やっぱりmRNAワクチンは危ないのでは？

Q. ワクチンに入っているアジュバントは猛毒と聞きました。そんな恐ろしいもの怖くて使えません！

新型コロナワクチンの接種が本格化するタイミングに合わせて、ワクチンの危険性を煽り立てる「嫌ワクチン本」が相次いで刊行されて、話題になっています。残念なことに、こうした本は、新型コロナワクチンについてまっとうに解説した良書をしのぐ売れ行きです。

現在、接種が進められている、新型コロナウイルス向けのmRNAワクチンは、従来とはまったく違ったしくみで働くワクチンであり、副反応の頻度もインフルエンザワクチンに比べて少し高いため、なんとなく不安を覚える人が多いのもある程度は理解できます。しかし、だからといって、こうした「嫌ワクチン本」に頼り、その内容を鵜呑みにするというのは危険です。大変な不利益を被りかねません。

ワクチン接種を受けるか否かの判断は、個人に委ねられていますが、できることなら正しい情報を知り、リスクとベネフィット（利益）を比べたうえで最終的な判断をしていただければと思います。

そこで、本章では、代表的な「嫌ワクチン本」の内容を子細に検証して、どのような問題があるかを具体的に指摘していきます。くれぐれも「嫌ワクチン」という情報の〝ウイルス〟に感染しないようにご注意ください。

反ワクチン派の急先鋒、近藤誠氏

近藤誠氏は、元慶應義塾大学医学部専任講師で、『患者よ、がんと闘うな』『がん放置療法のすすめ』など、がんの標準治療に対して批判的な著作で話題になった医師です。ワクチンについても批判的な考えの持ち主で『ワクチン副作用の恐怖』などの著作があります。この近藤氏が新型コロナウイルスワクチン接種の恐怖を煽り立てたのが『こわいほどよくわかる 新型コロナとワクチンのひみつ』（ビジネス社）という作品です。近藤氏のHPには、当初、日本文芸社で2月2日刊行予定だった作品が突如刊行中止になった経緯が記されています。

《本書は、専門家たちが世界に発信しているデータ（科学的エビデンス）を、ひとつひとつ慎重に積み重ねて真実をあぶりだしているので、どこにも欠陥がないと自負しています。

ところが、その本書で前代未聞の出版中止事件がおきるほど、新型コロナとワクチンをめぐる「言ってはいけないこと」の闇が大きく深く、忖度がはびこっていることが白日のもとに晒されたのだと思います。

それは、医療・製薬ワールドが関係する他の事柄全般に言えることです。

だからこそ一般の方がたは、ご自身の知性と理性で健康や命を守ることが大事であ

る、と改めて知っていただきたいと思います》

近藤氏は自信たっぷりですが、同書を読んだ私には、同氏の主張は偏見に満ちており、ワクチンの予防効果に関する最新のデータが収録されていないうえ、なおかつその解釈は非常に恣意的に感じられました。また、なぜそのような結論にいたるのか理解に苦しむ記述がいたるところにありました。私には「どこにも欠陥がない」どころか「欠陥」だらけの本であるように感じられました。どのような問題があるのかは、後ほど詳しく説明していきますが、唖然としたのは、同書の巻末に記載された結論です。

近藤氏はワクチン接種の危険性を強調した後で、

《新型コロナは、その伝染力の強さから見て、どんな人も一生に一度は感染することを覚悟しなければならないでしょう（交差免疫があれば別）。

すると感染対策が成功すればするほど、感染する時期は先に延びます。

そのまま別の病気で死ぬ（死ねる）ことができれば（一面）大成功ですが、（他面）亡くなるまで何年も自粛生活をつづけることになります。自粛をつづけることによる、人生の味気なさはどうするのでしょうか。

また高齢者は、年をとるほど確実に身体機能が落ちていき、新型コロナへの抵抗力も低下します。つまり感染対策に成功するほど、先に行って感染したときに重症化し死亡しやすくなるわけです。

そのように考えてみると、（高齢者を含め）なるべく早くに感染してしまう、という方針もあり得るのではないでしょうか。

僕はそう考えるので、「むしろ、早くコロナに感染して、自然の免疫を獲得したいなぁ」と願っています。もしも重症化してお陀仏になるならば、それも高齢者としての運命でしょう。甘受するつもりです》

近藤氏の論に従えば、「危険なワクチン接種を控えて、感染予防策もとらず、できるだけ早く感染する」のが最善手となります。

しかし、第6章でも使用したデータですが、年代別死亡率を見ると、70歳代は4・5%、80歳代は12・3%ときわめて高率です。80歳代男性にいたっては、死亡率は17%。感染者の6人に1人以上が亡くなるのです。インフルエンザと比べても、はるかに高い死亡率です。「早く感染して、自然の免疫を獲得したいなぁ」などと軽く言える話ではありません。

呆れたことに、近藤氏の本には、新型コロナウイルス感染症になったときの重症化・死亡リスクについての記述がほとんどないのです。

それに、新型コロナウイルスに感染しても、それによって得られる免疫は大して強くなく、同じ株に再感染したり、感染性が高い変異株だとかなりの率で感染したりしてしまいます。つまり、はしかやおたふく風邪とは異なり、新型コロナウイルス感染症では終生免疫（＝終生持続する強い免疫）はできないのです。それどころか1年ぐらいの短い免疫である可能性もあります。これに対してmRNAワクチンの場合、2回接種をすると、感染するのは1000人に数人以下となり、非常に強い防御免疫が付与されます。これは自然感染で得られる免疫の比ではありません。しかも、最近のデータを見ていると、得られた免疫は最低1年ぐらい続きそうです。おそらく1回の追加接種をすることで再び長期に持続する免疫を維持することができると思われます。感染するよりはこちらのほうがはるかに安全です。

ワクチンには副反応が発生するのは不可避ですから、中立公正な記述であれば、そのリスクを指摘することには意義があります。しかし、氏の著作を読む限り、個別のケーススタディはあるものの、新型コロナワクチンを接種することによるリスクと、ワクチンを打たずに感染した場合のリスクを比較するデータがないのです。私は、これこそが、近藤氏が、どこにも欠陥がないと自負する作品の最大の「欠陥」だと考えます。

データが古く、恣意的な解釈をしている

同書のタイトルは、『こわいほどよくわかる 新型コロナとワクチンのひみつ』ですが、「知っておきたい免疫のしくみ」（第2章）「スペイン風邪の教訓」（第3章）「インフルエンザワクチンが語ること」（第6章）など新型コロナウイルスとは直接関係のない記述が目に付きます。肝心の新型コロナワクチンについての有効性を論じたのは第8章で、それ以外には目立った記述はありません。

問題は、同書の核心部分をなす、ワクチンの有効性を判断する疫学データが古いうえにその解釈が恣意的で、個別の有害事象をことさら強調して、ワクチンの危険性を強調している点です。

近藤氏が参照したデータは、2020年11月にファイザー社とモデルナ社から発表された第三相臨床試験のデータです。この時点では発症予防効果の有効率はファイザー製95%、モデルナ製が94%という驚くべき実績でした。

しかし、近藤氏は両社の臨床試験の結果に懐疑的な見方をします。

①被験者を観察した期間が長くて4ヵ月（平均2ヵ月）しかない

②RNA遺伝子の変異するスピードが速いため、将来にわたって有効率が維持される保証がなく、時の経過とともに落ちていく可能性が高い

③健康な被験者を主な対象にしているため、新型コロナウイルス感染症の重症化因子と

される「心筋梗塞」「腎臓病」「重度の糖尿病」などの重大な基礎疾患があるケースや、虚弱な高齢者での有効率や副作用が不明であり、危険である可能性が高い
と近藤氏は主張します。

そして、ファイザー製ワクチンを接種したノルウェーの23人の高齢者が短期間のうちに死亡した事例、モデルナ製ワクチンを接種した米大リーグ歴代2位のホームラン王ハンク・アーロン氏が接種17日後に急死した事例、ファイザー製ワクチンを接種した直後に「血小板減少性紫斑病」を発症した、米国・フロリダ州の産婦人科医が16日後に死亡した症例を挙げて、ワクチンの副作用死ではないかと推定しています。

この部分だけ抜き出してみると、「怖くてmRNAワクチンなど打てない」と思う方があるかもしれません。しかし事はそう単純な話ではありません。新型コロナワクチンの接種は全世界で行われており、2021年7月26日時点で、少なくとも38億6780万回分接種されましたが（日本経済新聞&英フィナンシャル・タイムズ集計）、既存のワクチン以上の深刻な副反応がないという結果がわかってきました。米国のCDC（疾病対策センター）が2021年6月に発表した報告では、約2300万人の副反応データから、「重篤な副反応の頻度は従来のワクチンとほぼ同程度」という分析結果が出ています。

すでに、2020年11月の第三相臨床試験直後とは比べるべくもないほどのビッグデー

タが積み上がっています。その詳細は第1章と第2章で説明しましたので繰り返しませんが、ファイザーやモデルナのワクチンはともにアナフィラキシーの発生頻度も100万人に3～5人程度と小さく、また、通常の副反応も、インフルエンザワクチンよりも若干多い程度にとどまっています。

先に述べたように、ワクチンの発症予防効果は少なくとも1年近く持続します。また、mRNAワクチンの変異株に対する効果もしっかりとあることがわかっています。たとえば、英国型変異株（アルファ株）が流行したイスラエルではファイザー製ワクチンがめざましい効果を示して、高齢者を含む全年齢の人たちで死亡率が95％以上減少しています。インド型変異株（デルタ株）が流行しているイギリスでもファイザー製ワクチンが良い効果を示しています。元の株に対してよりは若干有効率が下がっていますが、それでも重症化と死亡率の抑制におおいに役立っています。ワクチンを2回接種した人には、重症者・死者が激減しているのです。近藤氏が主張しているのとは大きく異なる状況がその後起きています。

近藤氏のこの著作が刊行されたのは2021年3月22日です。最新のデータを盛り込もうとすれば、2月までに公表されたデータを反映できたはずです。たとえば、2021年2月12日の『アメリカ医師会雑誌』の論文[※1]（査読後）では、米国のCDCに報告された

※1 *JAMA*, 325(11):1101, 2021.

2020年12月14日から2021年1月18日までに行われたファイザー製ワクチン約1000万回、モデルナ製ワクチン約750万回の接種によるアナフィラキシーショックの発症件数が報告されています。ファイザー製が100万回に4・7回、モデルナ製は100万回に2・5回と、きわめてまれにしか発生しないことがわかっています。残念ですが、本書にはこうした最新のデータがほとんど盛り込まれていません。

ワクチン接種後の死亡はすべてワクチンが原因と決めつける近藤氏

近藤氏のもうひとつの問題は、ワクチン接種後の死亡事例の解釈です。氏は、ワクチン接種後1ヵ月以内に死亡した場合、ワクチンが原因だと「推定」し、これを覆すには「死亡原因」を完全に解明しなければならないと主張しています。この考えだと、ワクチン接種後の死亡者の大半はワクチンのせいにされてしまいます。たとえばモデルナ製ワクチンを接種したハンク・アーロン氏はワクチン接種後から17日後に亡くなっており、米国ジョージア州フルトン郡監察医事務所は、「同氏の死因は自然死であり、ワクチンの接種が原因ではない」と証言しています。しかし、近藤氏は、監察医はアーロン氏の死亡原因はワクチンの副作用とわかっていたが、それを認めると、政財界の不評を書い、失職してしまうため、「自然死」という診断を下したと決めつけています。しかしアーロン氏は86歳と高齢であり、突然死することは決して不思議ではありません。ワクチン接種から17日も経過しているにもかかわらず、ワクチンが死因と断定することは、明らかに行き過ぎだと思います。

近藤氏は、同書の別の箇所で、以下のように書いています。

《新型コロナでは、「元気な人が突然死した」と、ときどき報道されますね。家族や知人が訪問したら、ばったり倒れていた、などと。

ただそういうケースは、本当に新型コロナで亡くなったのかどうかが不確かです。高齢者では、脳卒中や心筋梗塞など、突然死する疾患が少なくないからです。

それらの疾患によって突然死しても、死後のPCR検査で「陽性」判定がでると、えてして新型コロナでなくなったことにされてしまいます》

私には、近藤氏は、随分と都合の良い解釈をしているように思えてなりません。新型コロナ患者が突然死をするとそれはコロナのせいではなく単なる突然死、一方、ワクチン接種後に突然死をするとそれはワクチンのせいだ、ということになります。でも、それはあまりに無理な理屈であり、こじつけとも言えるような乱暴な話です。

残念ですが、近藤氏のような考えを持つ人は少なくありません。先日も自宅で朝刊を読んでいたところ、週刊誌の広告に「日本人ワクチン死85人『自分は打たない』と決めた医師たちの意見」（『週刊現代』6月5日号）という見出しを見て仰天しました。見出しとはいえ、「ワクチン死」とまで言い切るとは……。この記事を書いた記者の科学リテラシー、そして統計学的知識はどうなっているのでしょうか。

その後も、多くの週刊誌が、ワクチン接種後の死亡事例を「ワクチン死」とするような記事を掲載しています。「ワクチン接種の4日後に25歳男性は『飛び降り死』した」（『週刊ポスト』6月18日・25日号）、「接種後死亡365人『ワクチン』の不安に答える」（『週刊新潮』7月8日号）、「コロナワクチン556人死亡　徹底検証」（『週刊文春』7月22日号）。記事を読むと、ワクチン接種後の死因をすべてワクチンの副反応と決めつけているわけではありませんが、ワクチンの危険性や不安を強調する内容が目立ちます。

今回のワクチンは、世界で初めて使われるものなので、もちろん、慎重に使用する必要があります。しかし、世界で38億回を超える接種が行われ、そのうち少なくとも3000万回分については詳細な副反応報告と解析がなされています。その中で、ワクチン接種自体が原因で死にいたった事例は皆無ではないものの、そのリスクはこれまでのワクチンを超えるものではないことが明らかになっています。

もちろん、大事なことはワクチンがゼロリスクではないことを知ることです。だからこそ、個人がワクチンのベネフィット、リスクをよく考えて、「接種を受ける、受けない」

を決めることが鍵となります。ところがこのようなワクチン接種への不安を煽り立てる週刊誌の見出しは、一般の人たちに恐怖心を植え付けるだけであり、私には、まさに人心を惑わすとしか思えません。

ワクチン接種後の死亡事例の分析

２０２１年７月27日時点で、少なくとも新型コロナワクチンを１回接種した日本国民は４７５９万人を突破しました。65歳以上の高齢者にいたっては約３０１７万人が少なくとも１回ワクチン接種しました。これは全高齢者の85％に相当します。

これだけの数のワクチン接種があると、接種後に亡くなられるケースが必然的に出てきます。第２章でも紹介したデータですが、厚生労働省によれば、先行して高齢者のワクチン接種を行ったファイザー製ワクチンで４５３人が接種後に亡くなっています（２０２１年２月17日～２０２１年６月13日）。

専門家の判断では、「ワクチンと症状名との因果関係が否定できないもの」１件、「ワクチンと症状名との因果関係が認められないもの」７件、「情報不足等によりワクチンと症状名との因果関係が評価できないもの」が４５１件となっています（複数の症状が出たものもあるため、件数の総和と症例数は一致しません）。

近藤氏が提唱する基準によれば、ワクチンの因果関係を完全に証明しなければすべて「ワクチン死」になってしまうので、453人全員がワクチン接種が原因で死亡したことになってしまいます。はたしてそんなことがありうるでしょうか。

高齢になると、脳卒中や虚血性心疾患などで突然死したり、持病の悪化や老衰で亡くなられたりする方が増えます。「近藤基準」に基づくと、こうした方が直前にワクチンを接種していると、すべて「ワクチン死」になってしまいます。

統計によると、2019年に脳内出血で年間3万2776人、くも膜下出血で同1万1731人が死亡しています。単純計算で、1日に平均で脳出血は90人、くも膜下出血で32人がワクチン接種とは無関係に亡くなっていることになります。おそらく、ワクチンを打ったから脳出血を起こしたのではなく、たまたま脳出血を起こす人にワクチンを打ったケースが大半を占めるはずです。

実際、出血性脳卒中による死亡発生頻度を、新型コロナワクチンを接種したグループと、一般人口で比較すると、ワクチン接種群で100万人当たり0・12件、一般人口では100万人当たり0・97件となりました。ということは、この数字を見る限り、ワクチン接種した人のほうが出血性脳卒中になる頻度が低かったということになります。

同じようなことがノルウェーでも報告されています。2021年1月にファイザー製、あるいはモデルナ製のワクチン接種を受けた高齢者が短期間で23名死亡したというニュースの後日譚です。近藤氏はワクチンの副作用死が原因と考えていたようですが、その後、ノルウェー医薬品庁が継続して調査を行い、3月にその結果を発表しました。調べたのはファイザー製あるいはモデルナ製のワクチン接種後3週間以内に死亡した高齢者111人（平均年齢87歳）の事例でした。その結果、ワクチン接種と死因の間には明らかな関連が認められず、さらに、ノルウェーではワクチンとは関係のない1日の死者数が85歳以上の高齢者では50人、75〜85歳で35人程度であることがわかりました。つまりこの国では3週間という期間だと、単純計算で75歳以上の高齢者1785人がワクチンと無関係に亡くなっているのです。このことからノルウェーの医薬品庁はワクチン接種をこれまでどおり継続することとし、ただし不都合なリスクを避けるために高齢者のワクチン接種は注意して行い、きわめて衰弱している人には無理して接種をしなくてもよいとしました（近藤氏の本には、こうしたデータは掲載されていません）。

こうしたことを考えると、高齢者に対しては注意してワクチン接種をする必要があるものの、ワクチン接種後の死亡症例の大半は、いわゆる「紛れ込み現象」すなわち、ワクチン接種後に接種とは独立して起きた現象である可能性が高いと思われます。

誤解を招きやすい「不明」判定

ただし、私も、現在の因果関係の判定について、いかがなものかと思う点がありま す。「情報不足等によりワクチンと症状名との因果関係が評価できないもの」がほぼ１００％を占めるようだと、かえってワクチンに対する不安材料を煽ることにならないでしょうか。軒並み「不明」では、反ワクチン派に付け入る隙を与えます。

厚生科学審議会予防接種・ワクチン分科会副反応検討部会が公開している資料をみると、ワクチン接種の副反応か否かの判断は確かに容易ではないことがよくわかります。だからといって、玉虫色の判定ばかりだと、実際は「重大インシデント」であったにもかかわらず、それが隠れて見えないままになってしまう可能性があります。ワクチンの副反応は不可避であり、免疫反応の個人差は非常に大きく、その免疫反応を利用したワクチン接種には、予想もつかないような副反応があることは十分に可能性があるのです。先入観を持つことなく、すべての症例に向き合う必要があることはいうまでもありません。

このためには、より精度の高い病理診断を行うのはもちろんですが、判定基準を細分化して、ワクチン接種との因果関係が薄いものがわかるようにする工夫が必要なのではないでしょうか。またまれにしか発生しない疾患だったり、持病のない若い世代が急死した場合については、病理解剖を含む子細な調査を行うなど、より丁寧な説明が求められます。

この点、一つ指摘しておきたいのは、最近になって死因の究明のために使われ始めた「オートプシー・イメージング（ＡＩ）」という方法の存在です。オートプシーとは病理解剖のこと、イメージングは画像診断のこと、すなわち死亡時画像診断、死亡時病理診断です。具体的には、亡くなった患者さんのからだにメスを入れることなく、コンピュータ断層撮影（computed tomography:CT）や核磁気共鳴画像法（magnetic resonance imaging:MRI）を行い、実際に死体にどのような器質的変化があったかを非侵襲的に調べます。解剖の同意が得られなくても、このようなからだを傷つけない方法であれば、死因調査に関して同意が得られる可能性があります。この「ＡＩ診断法」はまだ一部の病院や研究施設でしか行われていませんが、きわめて有用な方法です。今後は、ワクチン後の死亡事例では最低このようなＡＩ診断をするようにしてはどうでしょうか。今よりずっと多くの情報が得られ、科学的エビデンスとともに死因の同定ができる可能性が高まっていくことでしょう。

近藤氏の免疫学、分子生物学の理解には誤りがある

近藤氏はがん治療の専門家のようですが、免疫学者の目から見ると、彼の免疫のしくみや分子生物学の説明には、いろいろ問題があります。少し具体的に説明しましょう。

たとえば、近藤氏は次のように書いています。

《新型コロナのワクチンが完成した場合、感染を防止する効果はたぶんないでしょう。なぜならば感染を防ぐには、上気道の粘膜上皮に（IgA）抗体が存在していなければなりません。ところが現在開発されている「注射タイプ」のワクチンでは、つくられる抗体は「IgG抗体」であり、それはからだの内部で産生され、血液中を循環し、粘膜上皮の上には現れないからです》

実は、第6章で取り上げた宮沢孝幸・京都大学准教授も同じことを言っていました。

しかし、これは今の医学ではまったく正しくありません。特に、今のmRNAワクチンに関してはまったく間違った考えといっていいでしょう。すでにいくつも論文が発表されていますが、ファイザー、モデルナのどちらのワクチンも接種後に血中にIgG、IgAの両方の抗体が現れ、その一部は粘膜面へと移行して粘膜領域でウイルス防御の役割を果たすことが明らかになっています。その結果、先にも述べましたが、どちらのワクチンも当初予想されていた強い発症予防効果だけではなく、非常に強い感染予防効果と重症化予防効果を発揮するのです。すでにそのようなデータが出ているのですから、近藤氏の考えは科学的に否定されていると考えていいでしょう。

次に、近藤氏は「遺伝子ワクチンは自己免疫疾患を生む懸念がある」と言っています。それは、遺伝子ワクチンの場合、用いられているウイルス遺伝子の一部がどの細胞に入るのかわからず、もし特定の組織やその組織を構成する細胞にウイルス遺伝子が導入され発現したとするとその細胞が異物と見なされ攻撃・破壊されるかもしれない、だから自己免疫疾患が起こりかねない、とお考えなのではないかと思います。しかし、この考えは基本的なところで間違っています。というのは、mRNAワクチンの場合は、注射局所の細胞にmRNAが入り込むのではなく、ワクチンそのものはリンパ管を介して主に所属リンパ節に運ばれ、そこに存在する樹状細胞やマクロファージによって取り込まれるからです。すると、特に樹状細胞の場合には、細胞内でスパイクタンパク質が作られるようになり、このために樹状細胞表面で抗原提示が起こり（＝スパイクタンパク質の一部が「これが抗原ですよ」と樹状細胞表面で提示され）、T細胞、B細胞が活性化され、スパイクタンパク質に対する強い免疫反応が開始されるのです。しかも、樹状細胞内で発現するmRNAの寿命は2日以内です。また、樹状細胞自体の寿命も数日以内です。したがって、体内でできたスパイクタンパク質がT細胞やB細胞を刺激し続けることはありません。万が一、樹状細胞以外の細胞にmRNAが取り込まれても、基本的には同じことが起こります。

したがって、ワクチンを受けた人の細胞が長期間にわたってウイルス抗原（＝スパイクタンパク質）を発現して異物化するのではありません。樹状細胞のような特定の細胞が一時的にウイルス抗原（＝スパイクタンパク質）を提示するだけで、その樹状細胞もやがて死滅してしまいます。このようなことから、遺伝子ワクチンだから自己免疫疾患を起こすというのは、医学的にまったく間違いです。頭の中の空想といってもいいでしょう。

それから、近藤氏は、「臨床試験では健康な人たちだけを主たる対象にしていたので高血圧、心臓病、肝臓病、腎臓病、糖尿病などの基礎疾患を持つ人に対する安全性データが不十分である」というようなことを言っています。しかし、これも誤りです。第三相臨床試験の終了後、すでに海外では38億回を超えるワクチン接種が実際に行われ、特に持病の存在はワクチン接種の妨げになるものではないことがわかっています。すでにいくつもの論文が発表されています。その結果、現在では、持病がある人たちこそ重症化を防ぐためにワクチン接種をしたほうがよい、というほぼコンセンサスに近い結論が出ています。近藤氏の言っていることは、ここでもあたっていません。

また、近藤氏は《ファイザーとモデルナのワクチンは、どちらも（インフルエンザとは比較にならないほど）接種後の副作用が強烈です……副作用が強いのは、RNAと一緒に投与する『脂質』が『アジュバント』として働くからのようです》と書いています。繰り返し説明しているとおり、アジュバントとは免疫増強物質のことで、主に自然免疫を刺激してからだの免疫反応を増強する物質のことです。多くのワクチンで実際に使われています。

ところが、近藤氏はなぜかアジュバントは常に悪者であると考えているようで、彼の本の中でもアジュバントを使ったワクチンでのさまざまな健康被害例を挙げています。しかし、それはまさに古い考え方に基づいたものです。最近の免疫学の進歩から、アジュバントは自然免疫系を刺激して、獲得免疫系の働きを亢進させるという良い役割があることがわかっているのです。一方、アジュバントを使わずに単に抗原だけを投与すると、十分に免疫効果が得られずに逆に低反応性が誘導されてしまうことがあります。したがって、今の免疫学では「必要に応じてアジュバントを用いることは構わない、むしろそのほうがしかるべき免疫効果が期待できる」と考えられています。つまり、アジュバントは悪者ではなくて、使い方によっては大事な役割を発揮するということです。

それから、もう一つ近藤氏のコメントが誤っているところがあります。それは、脂質は決して悪者ではなくて、むしろ、非常に良い役目を果たしているのです。その役割を簡単に説明すると次のようです。まず、一番目に、脂質でmRNAを包んだ（＝脂質ナノ粒子の形にした）ためにmRNAの安定性が上がり、そのためにワクチンの免疫効果が著しく上昇しました（それでも先に書いたようにウイルス由来mRNAは2日ぐらいの寿命ですが）。二番目に脂質ナノ粒子はリンパ管の中によく入り込む性質を持っているために、mRNAワクチンは注射局所にとどまらずリンパ管の中に入り、そこから一番近いリンパ節（＝所属リンパ節）にデリバリーされます。所属リンパ節は、そもそも、免疫反応が起こるべき「免疫の砦」であり、そこにワクチンがデリバリーされるのですから、これは好都合です。三番目に脂質は樹状細胞に取り込まれやすいので、ウイルスmRNAが樹状細胞内に入りウイルスタンパク質が作られることになります。本来は新型コロナウイルスに感染しない樹状細胞であたかもウイルス感染をしたかのような状況が起こり、その結果、ヘルパーT細胞、キラーT細胞の活性化が起こり、B細胞から抗体ができるようになります。これによって効率的なウイルス排除が起きるのです。つまり、脂質は単にアジュバントとして悪いことをするのではまったくなく、予想もしなかったような働き方をして、われわれの免疫系に非常に好ましい形の免疫反応を起こしてくれるのです。悪玉ではなくて善玉です。

近藤氏は2021年7月に『新型コロナワクチン　副作用が出る人、出ない人』（小学館）という作品を刊行しました。前著に比べると、免疫に関する理解はだいぶマシになったように思いましたが、「嫌ワクチン」の姿勢は相変わらずでした。近藤氏の「嫌ワクチン」の思いは信念に基づくものでしょうから、それについてとやかくいうつもりはありません。しかし、どのような信念をお持ちでも構いませんが、科学的なエビデンスに基づいた正確な情報を提供していただきたいと強く願います。

確率的に考える

もちろんワクチン接種にはリスクが伴います。そのリスクがどれだけ大きいかを正しく知り、ワクチン接種による利益と比べて、利益が大きいと判断した場合に接種し、確信が得られなければ接種を控えればよいのです。

その際に必要なのが確率的な視点で考える習慣です。以下の例がたとえとして適当かどうかわかりませんが、アメリカ国家運輸安全委員会の調査では、飛行機に乗って死亡事故に遭う確率は0・0009%、すなわち、100万回乗ると9回死亡事故に遭遇する可能性があるとのことです。

また、2018年の日本の交通事故による死亡者数は3532人、同年1月の日本の人口は1億2520万9603人です。すると、人口100万人あたりの死亡者数は30人程度、また、運転免許保有者は8231万4924人なので、免許保有者100万人に対して死亡事故を起こす人が43人出ることになります。

つまり、新型コロナワクチン接種による重篤なアナフィラキシー症状が出る確率は、交通事故による死亡事故に比べると確率的に、はるかに低く、飛行機の死亡事故とあまり変わらない程度かもしれません。しかも重篤なアナフィラキシー症状が出た患者さんも、接種会場でアドレナリン注射を打つなどの対処法で回復されており、死者の報告例もほとんどありません。飛行機は危ないから乗らないという人は非常に少ないと思いますが、なぜかワクチンについては「危ないから避けたほうがいい」ということを謳う本が何冊も出ていて、よく売れているようです。どうも私には理解しがたいことです。

もう一冊の嫌ワクチン本『医師が教える新型コロナワクチンの正体』

最近、内海聡氏という東洋医学の専門医が『医師が教える新型コロナワクチンの正体』（ユサブル）という本を出しています。その副題は「本当は怖くない新型コロナウイルスと本当に怖い新型コロナワクチン」ですから、何を言わんとしているのか、本を読まなくてもわかるような気がします。

しかし、驚くべきことに、この本の売れ行きが良く、2021年7月5日のamazonでは全書籍の中で5位というベストセラーというので、実際に本を開いて中身をよく検討してみました。その結果わかったことは、内海氏のコロナに関する知識は、近藤氏に比べてもさらに不正確であり、彼は新型コロナウイルスそのものの存在も、PCR検査も、抗体検査も信じていないということです。まさに「ないものづくし」の世界に住んでいる方です。さらに、私が一番問題だと考えるのは、内海氏が、現在の感染症学、免疫学、分子生物学によって蓄積されてきた知識や医学的成果がまったくの誤りだと考えていることです。この本は、反ワクチンというよりは明らかに反現代医学です。

たとえば、内海氏の考え方をよく示す一節があります。自らが医学の分野で論文を書かずに一般本ばかり書いているという批判に対して、《私のような医療の闇をみて仕事する者は、論文を出してもアクセプトされないことを知っています。そもそも今の科学がずれていると考えているので、今の科学に沿った論文作成自体、意味がないのです》と書いています（同書176ページ）。つまり、「今の科学がおかしいので、自ら論文を書くことはない」という理屈です。論文を書かない人は当然、他人の論文も読まないであろうことから、最新の医学の進歩についても十分な知識や理解を持たないことになります。その結果、誤った知識や考え方を、一般の方々に広めていくことになります。

さらに、この本は特にワクチンに関する記述が不正確で、まったくの誤った理解に基づいています。たとえば、《ワクチンは歴史上感染症を防いできたではないか、と言い張る人がいるかもしれません。残念ながらそれは錯覚であり捏造に過ぎません》（102ページ）と内海氏は述べ、ワクチンの医学的意義を完全に否定しています。しかしそれでは、種痘、ポリオなどの諸々のワクチンは何だったのでしょう？　優れたワクチンの開発により、天然痘は世界中から完全に消え、ポリオも先進国ではほぼ消えています。WHO（世界保健機関）はワクチン接種で予防可能な病気として、ジフテリア、ヒブ感染症（ヘモフィルス・インフルエンザ菌b型感染症）、B型肝炎、ヒトパピローマウイルス、インフルエンザ、はしか、風疹、おたふく風邪、百日咳、肺炎球菌感染症、ポリオ、ロタウイルス感染症、破傷風、結核、などを挙げています。これらの病気では、実際にワクチンが多くの人の命を救ってきたのです。これは錯覚でも捏造でもなく、事実です。

さらに内海氏は、《ワクチンは「人工的につくられたウイルスを」「途中の経路をすっ飛ばして」「粘膜を介さずに」「繊細な本来の情報交換をせずに」体内に注射することにより、中等半端な抗体だけがつくられることになります。そのためこの抗体には感染予防効果がないのです》（118ページ）と書き、《ワクチンは効かないだけでなく、有害である》（124ページ）と述べています。

しかし、これも初歩的なところで間違っています。一般に病原体に免疫を起こすためには、必ずしも自然の経路を介して抗原を入れる必要はないのです。これまでいくつものワクチンで証明されていることです。たとえば、19世紀末から20世紀初頭にかけて、北里柴三郎とベーリングは、普通は気道感染をするジフテリア菌を少量モルモットに注射することにより抵抗性を付与できることを発見し、その抵抗性が、彼らが抗毒素と呼んだ血中の物質（のちに抗体であることがあきらかになった）によって、次の動物に移入できることを発見しました（これにより1901年ベーリングだけがノーベル賞を受賞しました）。つまり、内海氏の言い方を真似れば「途中の経路をすっ飛ばして、粘膜を介さずに、病原体を体内に注射することにより、立派な抗体ができたのです」。すでに今から100年以上も前にそのことがわかっていて、その発見に対してノーベル賞まで与えられています。医学生の教科書にも書かれていることですが、なぜか内海氏はご存じないようです。

次にmRNAワクチンに対しても大変な誤解をしています。前掲のごとく《ワクチンは「人工的につくられたウイルスを」「途中の経路をすっ飛ばして」「粘膜を介さずに」「繊細な本来の情報交換をせずに」体内に注射することにより……》と書いています。また、《免疫というのは、単に人間の体にウイルスを入れたからと言って、獲得できるほど甘いものではないのです。我々の人体は非常に複雑で厳密なシステムになっています。注射を打ったらそれでその中にいる死体ウイルスの、生きたウイルスが防げるとか軽くなると考えるなんて、傲慢以外の何ものでもないのです》（同書118ページ）と書き、mRNAワクチンにはあたかもウイルス丸ごとが入っているような書き方をしています。しかし、本書でも繰り返し説明しているとおり、mRNAワクチンにはスパイクタンパク質の設計図（mRNA）だけが入っているのです。したがって、これを体内に入れてもウイルス感染は起こりません。感染が起きるのではなくて、ウイルス感染を模した状態が起き、その結果、期待もしなかったような見事な免疫反応が起きるのです。人工的なウイルスが感染して体内に広まるのではありません。

さらに内海氏は《チンパンジーのベクターウイルスを投与することにより、人間のチンパンジー化が促進されるかもしれません。また、ウイルス断片のたんぱく質を自らがつくることで、常にウイルスを飼っているかのような状態になり、永続的に新型コロナウイルスが周囲にいるように錯覚させることができます。つまり永続的にワクチンを打ち、永続的に自粛をし、永続的にマスクをし続けるような世界を強制されるかもしれないということです》（同書152ページ）とまで書いています。チンパンジーのベクターウイルスを投与するというのはmRNAワクチンのことではなくてアストラゼネカ社のウイルスベクターワクチンのことですが、このウイルスはウイルス遺伝子の運び屋として機能するだけで、ヒトの細胞の中では増殖できないようなしくみにしてあります。つまり、一定時間後には必ず排除されてしまいます。人間のチンパンジー化など起こりようもありません。ウイルス断片由来のタンパク質も一定時間後には体内から消えてしまうので、「永続的にウイルスが周囲にいるように錯覚」することなどありえません。

以上、本全体をみると、あまりにも基本的な間違いが多々あります。その数には驚きました。いくら東洋医学を専門にしている方であっても、現代医学が築き上げてきた知識・業績を十分に理解することなく、感染症学、免疫学やワクチンに関して批判的なコメントをしても何の信憑性も得られません。臨床医が基礎医学のことを語るのであれば、最低限、基礎医学についてもっと勉強してきて欲しいものです。

コラム　今後も毎年ワクチンを打ち続けないといけないのか？

現在のmRNAワクチンだとおそらく1年間は免疫が持続すると思われますが、その後どうなるのかはワクチンによって得られる免疫記憶がどのくらい持続するかに依存します。今のところはっきりしませんが、もし2年続くのであれば、2〜3年に一度、追加免疫をすればよし、5年持続するのであれば追加のワクチン接種は5年後ぐらいでよい、ということになります。このウイルスが社会から消えるのはすぐではないでしょうから、しばらくの間はワクチン接種が必要になりそうです。

現在、インド型変異株（デルタ株）に対する発症・感染予防効果の減少が起きているために、ファイザー社は3回目接種いわゆる「ブースター接種（追加接種）」の許可を米国FDA（食品医薬品局）に申請するとのことです。ファイザー社の発表によると、3回目の接種により、2回接種後に比べてウイルス感染を抑制する中和抗体が5〜10倍増えたから、とのことです。しかし、前にも述べたようにウイルス感染を防ぐのは中和抗体だけではありません。活性化された自然免疫とともに獲得免疫ではT細胞がウイルス排除に重要な役割をします。これらのパラメーターは、2回接種後もかなり長期的に増加した状態が続きますが、今回のファイザー社の発表ではこの点について触れられていません。

それから、もう一つ考えないといけないのは副反応です。副反応は主な反応（＝抗ウイルス防御反応）が形成される際に伴って起こるので、強い免疫を付与しようとすると当然、副反応の程度や頻度が高くなる可能性があります。また、3回接種により実際どの程度ワクチンによる感染予防効果、発症予防効果、重症化予防効果などが改善するのかなど、データが示されていません。さらに、現時点では変異株流行によりワクチン2回接種の場合、感染予防効果が少し下がっていても重症化予防効果は相変わらず高いレベルを維持しています。これらのことを考えると、3回目接種の必要性については近々報告されるはずの臨床試験の結果を実際に見てから考えるのがよいでしょう。我が国では、ともかく2回接種をいかに国民の間に広く行えるかがもっとも大事なことです。今後もしばらくの間はワクチンを打ち続けないといけないでしょうが、頻度やその期間についてはそのうち答えがみえてくるでしょうから、あわてて考えなくても大丈夫です。

第8章

新型コロナウイルス感染症の新しい治療法、そして未来

本章では次のような不安・疑問が解決します

Q. 専門家が考える感染収束のシナリオを知りたい。

Q. 現在使える新型コロナの治療薬を教えてほしい。

Q. アビガン、イベルメクチンが承認されないのは何故?

Q. 画期的新薬があると聞きました。情報を知りたい。

Q. 今後の最大のリスクファクターはなんでしょう?

２０２０年に発生した新型コロナウイルスのパンデミックから１年半、私たちは長らく不自由な生活を強いられてきました。外食や旅行、出張、飲食を控えて、慣れないリモートワークとオンラインミーティングによる打ち合わせ、外出する際には必ずマスクを着け、「三密」を避けて、会話も極力控える。こうした努力にもかかわらず、感染はなかなか収まる気配がなく、次から次に誕生する変異ウイルスに、翻弄され続けています。

しかし、人類は、猛威を振るう新型コロナウイルスにやられっぱなしだったわけではありません。医療の世界では、まったくの手探りの状態から標準的な治療法を確立することで、パンデミック発生当初は５％台だった致死率が、２０２１年３月には２％を切るまでに改善しました。そして、発症予防効果約95％という画期的なワクチンを１年足らずで開発し、全世界で、猛烈な勢いで接種を進めています。そして、発症予防だけではなく、強い感染予防効果と重症予防効果が確認され、〝戦況〟は大きく変わりつつあります。新型コロナウイルスとの闘いは、今後どのように進展していくのでしょうか。

行動制限がなくなるのは２０２３年以降？

図８－１は、三菱総合研究所が感染症や公衆衛生の専門家21人に対して行ったアンケート調査の集計結果です。「移動の制約・制限の収束程度」の見込みを尋ねる設問に対し

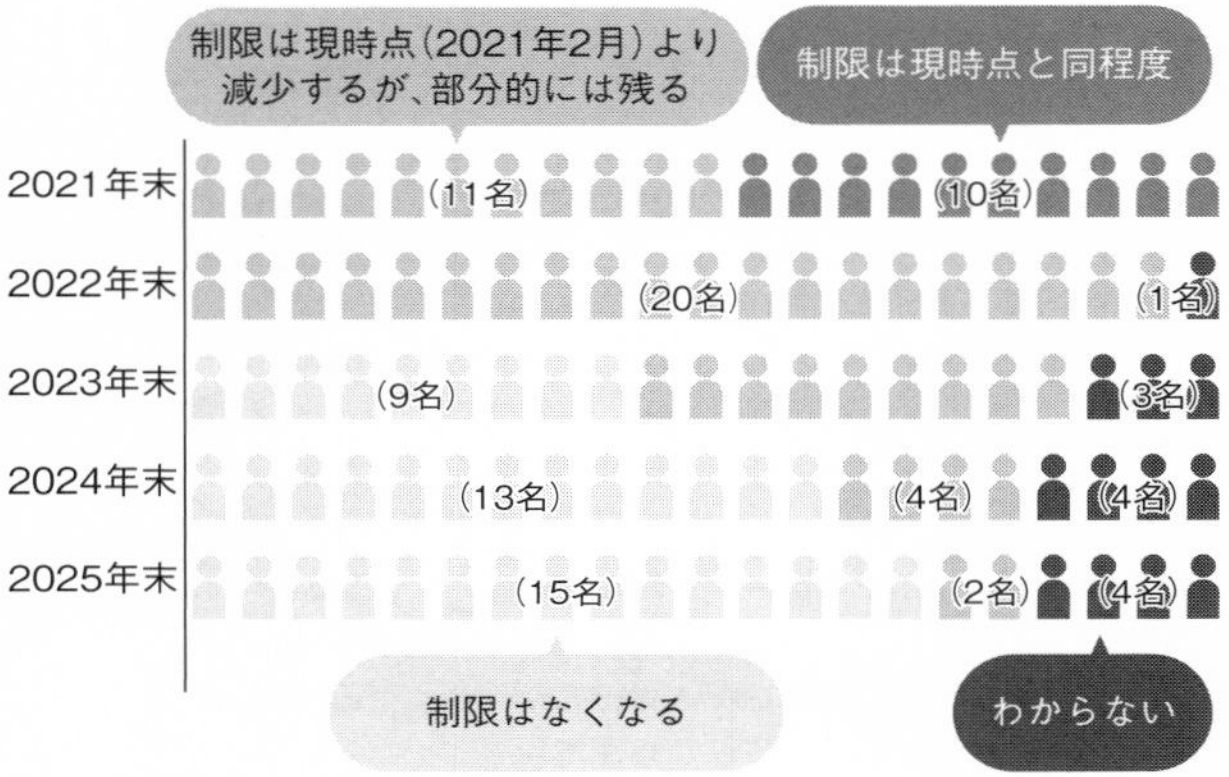

図8-1　移動の制約・制限の収束程度に関する専門家アンケート結果（三菱総合研究所調査より）

て、2021年末まで現状と同等の行動制限が必要となるという意見と、制限は減少して部分的になるという意見に分かれました。しかし2022年末には制限が部分的になるという意見が大勢を占め、2024年末には全面解除になるとした意見も約6割を占めました。その一方で、2人の専門家は、2025年末にいたっても何らかの制限が残ると予測しています。

図8−2は同じアンケート結果をもとに同研究所が作成した新型コロナ感染症（COVID−19）の感染収束のイメージです。私は、公衆衛生や疫学の専門家ではないので、感染が収束する時期は予測できませんが、感染が収束していくイメ

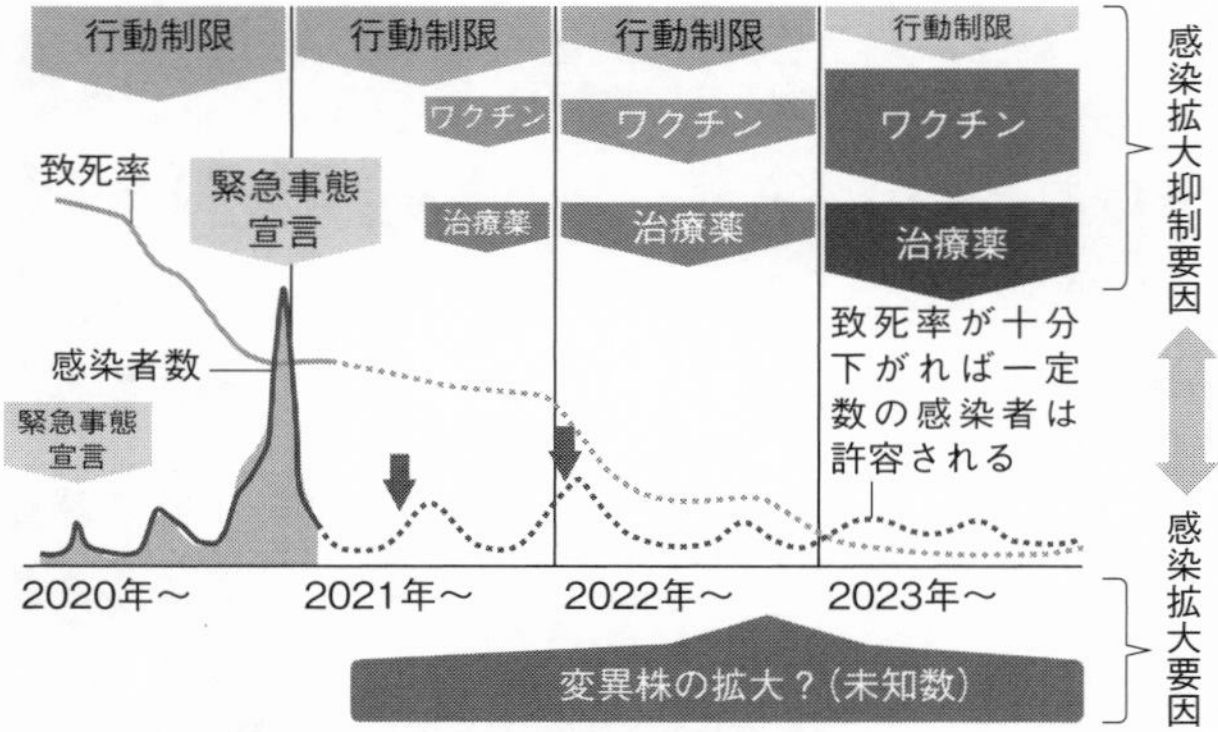

⬇感染者の増大とともに行動制限を実施

※感染者および致死率の今後の見通し（点線）は、イメージであり何らかの予測に基づくものではない。

図8-2　公衆衛生や感染症専門家たちの感染収束のイメージ（三菱総合研究所調査より）

ージはおおむねこのような形になっていくような気がしています。

新型コロナウイルスの感染を抑制する要因は、3つあります。

（1）人の流れの抑制（行動制限）
（2）ワクチン
（3）治療薬

2020年中は、有効なワクチンと治療薬がなかったため、もっぱら行動制限が行われました。緊急事態宣言などを通じて、一時的に感染の勢いを止めることはできても、感染者をゼロにすることはできず、宣言が解除されると、次第に国民の気が緩んで、感染が再拡大するということが繰り返されました。

ここまで世界に蔓延してしまった新型コロナウイルスを抑え込むには、ワクチンを最大限利用して集団免疫を達成するしか方法はありません。一方、人の流れを抑制するということは、それに逆行するアプローチであり、有効なワクチンや治療薬が開発されるまでの時間を稼ぐという緊急避難的な措置です。

ただし、もし一定期間、完全に人の動きを止めることができれば、理屈上は世の中から新型コロナウイルスをなくすことが可能なのです。これがロックダウン（都市封鎖）とよばれるやり方で、中世の時代、ペストが蔓延した時に実際にヨーロッパで用いられた方法です。ただし、中世ヨーロッパの場合は、人と人との接触を制限して感染を防ぐというよりは、感染者が死に絶えて感染が止むのを待つということが主たる目的でしたが。

いずれにせよ、新型コロナウイルス感染症でも、もし社会の全員が何が起ころうとも（新型コロナウイルス感染症にかかろうが、他の病気にかかろうが）いっさい外に助けを求めず、3ヵ月間ずっと家にこもれば、たとえ感染者がいたとしても、亡くなるか、治るかのどちらかとなります。重症化したとしても、医療の助けなしに3ヵ月以上生きられる人はまずいないので、ロックダウン終了時まで感染を持ち越す人はいません。運良く治った人は、当然新型コロナウイルスを排除しているので、外に出ても他人にうつすことはなくなります。つまり、全員が本当に3ヵ月間家にこもれば、ほかに何もしなくても社会の中の新型コロナウイルスの感染者は理屈上ほぼゼロになるはずです。実際、2020年、ニュージーランドは海外からの人の流れを約90日止めて、その間に国内の感染者はほぼゼロになりました。台湾でも同様のことが行われ、国内の感染者がほぼいなくなりました。

ただし、ロックダウンには大きな問題があります。第一には、感染が始まったきわめて初期に実施しない限り、ロックダウンの効果が強く出ないということです。それはすべての人が家にこもるというルールを守れるとは限らないためです。少しでも家にこもらない人がいると、すでに感染していた人が家の外で感染を広げ、まだ感染していない人に外で感染をもたらすことになる可能性があるのです。つまり、大部分の人がロックダウンをしたとしてもルールを守らない人が少しでもいると感染者は社会から消えないことになりますす。これが、実際に米国やヨーロッパ諸国で起きてきたことです。第二に、感染初期のロックダウンによって国内の感染者は抑え込めたとしても、海外からの人の流れを再開すれば、また必ず感染者が国内に入ってきます。つまり、グローバルなレベルでは、局所的なロックダウンだけでは一定以上の効果を示しません。第三に、ロックダウンは経済や社会に計り知れないダメージを与えます。巨額な休業補償金や補助金交付など、国家財政に与える影響も大きく、長期に維持できる政策ではありません。

このような状況のもと、2020年末に登場したファイザー製とモデルナ製のmRNA

ワクチンは、感染流行の反復という悪い流れを断ち切る、いわばゲームチェンジャーとなりつつあります。発症予防効果、重症化予防効果、感染予防効果という、いわゆる「3本の矢」が揃った、見事なワクチンでした。これによってワクチン接種で集団免疫が達成できる見込みが出てきました。

ゼロから始まったCOVID-19治療薬の開発

一方で、もうひとつの感染抑制の切り札とされるCOVID-19治療薬の開発はまだ道半ばという状態です。

すでにタミフルやリレンザなどの抗ウイルス薬があるインフルエンザウイルスと違い、新型コロナウイルスにはこれまで治療薬が存在せず、既存の抗ウイルス剤は新型コロナに対してはほとんど効果を示しませんでした。そのため、新型コロナウイルス（SARS-CoV-2ウイルス）の治療薬はゼロから作り出す必要がありました。

新薬開発には莫大な費用と時間がかかるため、まず既存薬の適用拡大が図られました。ドラッグリポジショニング（drug repositioning）ともよばれ、すでに承認されている医薬品の中から、新型コロナウイルスに有効な薬を発掘しようというアプローチです。追加の臨床検査でCOVID-19に対して治療効果が確認できれば、COVID-19治療薬として早期承認を得ることも可能です。

日本国内で最初に承認されたCOVID-19治療薬は、レムデシビル、デキサメタゾン、バリシチニブですが、いずれも別の疾患の治療薬として開発されたものです。

世界第2位のバイオ製薬会社、米国のギリアド・サイエンシズ社のレムデシビルは、エボラ出血熱の治療薬として開発されていた抗ウイルス薬でした。一本鎖RNAウイルスの遺伝子の増幅とウイルスタンパク質の合成を阻害する効果があることから、同じく一本鎖RNAウイルスである新型コロナウイルスに対しても有効である可能性があったため、COVID-19向けの臨床試験が行われました。

米国立アレルギー・感染症研究所が主導したCOVID-19治療薬の臨床試験では、プラセボ（偽薬）との比較で入院患者の回復を5日間早める効果が認められて、世界約50ヵ国で承認または使用許可を取得しています。日本では2020年5月、重症患者を対象に厚生労働省が特例承認し、2021年1月には中等症の患者にも投与できるようになりました。レムデシビルはCOVID-19の特効薬として注目され、トランプ前米国大統領やジュリアーニ元ニューヨーク市長ら要人の治療にも使われました。鳴り物入りで登場したのですが、治療効果は限定的で、残念ながら特効薬といえるほどの効果はあがっていないようです。2020年11月には世界保健機関（WHO）が、COVID-19患者に対する

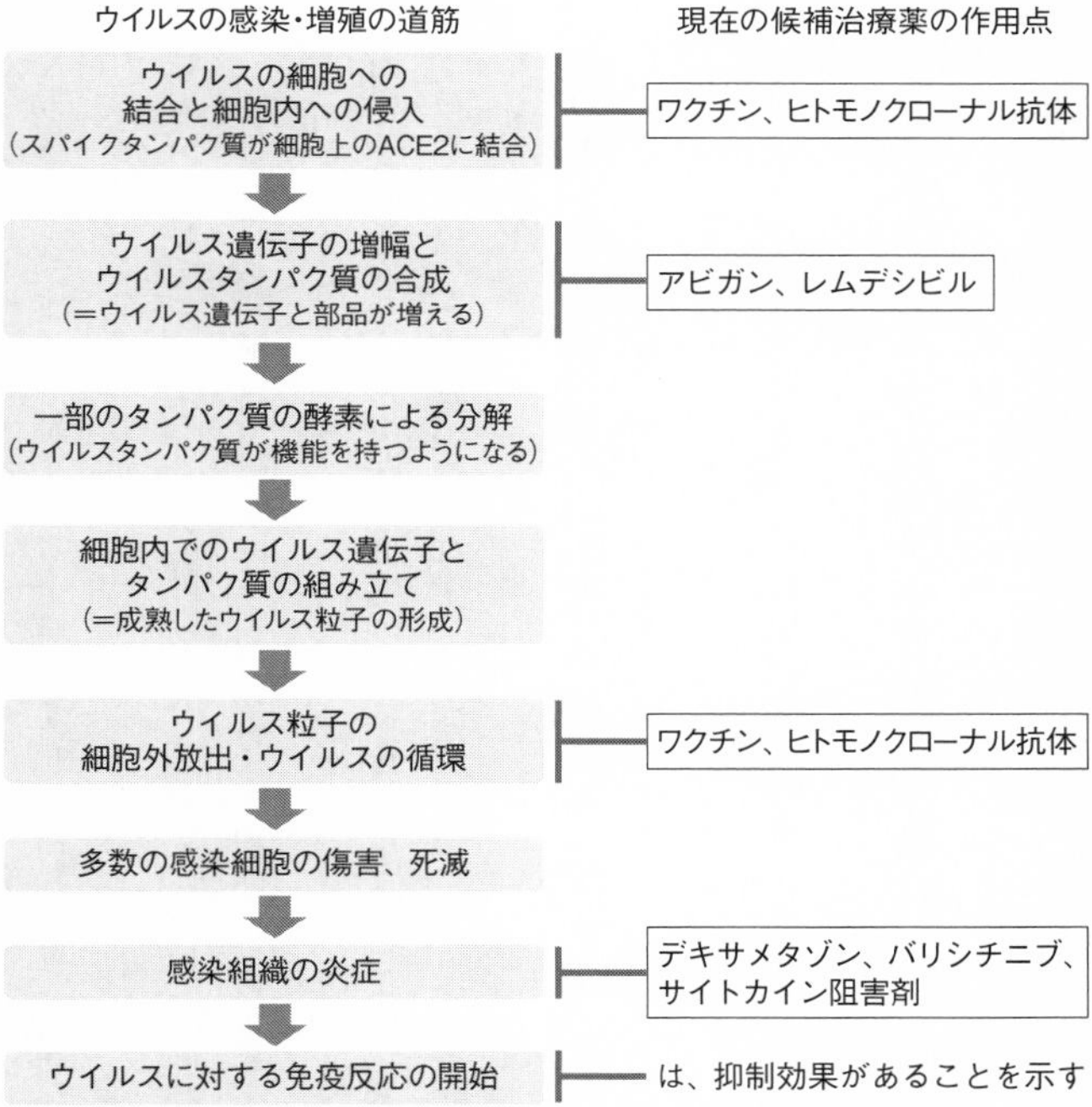

図8-3　ウイルス感染過程と現在使われている薬の作用点

（『新型コロナ 7つの謎』〈講談社ブルーバックス〉の図を改変）

治療効果はないとして、症状の程度にかかわらず使用を推奨しないとの指針を発表し、これにギリアド社が反論するなどの騒動がありました。

このほかに、厚労省が認可した、デキサメタゾン、バリシチニブなどの2つの薬剤は、サイトカインストームなどの過剰な免疫応答を抑制することで重症化を防ぐ効果があります。新型コロナ感染を止める特効薬ではないのですが、重症化する前に使用することにより、重症化の程度が軽くなるとされています。

レムデシビル、デキサメタゾン、バリシチニブ以外の医薬品については、現時点では、無作為比較試験（評価のバイアスを避けて客観的に治療効果を評価する研究試験で、第三相臨床試験で用いられる方法）で有効性と安全性が確立されていないため、「適応外使用」といって患者の同意を得たうえで医療機関内で審査したうえでのみ薬を使用することとなっています。この場合、保険適用はされず、副作用が生じても医薬品副作用被害救済制度の対象とはなりません。

COVID－19の重症化を止める治療薬として、アビガンやイベルメクチンが候補に挙げられています。いずれも日本人研究者が創薬した薬剤で、日本のメディアが期待を煽る記事を書いていますが、残念ながら十分な治療実績があがっていないようです。アビガン、イベルメクチンとも、二重盲検試験の結果がいまひとつのようで、認可基準をクリアできないのです。

イベルメクチンについては次のような経緯です。アメリカ医師会雑誌（『JAMA』）2021年3月4日号で、コロンビアの研究グループがイベルメクチンの二重盲検臨床試験の結果[※1]を発表しましたが、芳しいものではありませんでした。

ランダム化されたCOVID‐19患者（合計400名：平均年齢37歳、女性58％：いずれも軽症者で有症状期間が7日以内）が、5日間、300μg／kg体重のイベルメクチン投与あるいはプラセボ投与を受けました。発症から症状軽快までにかかった日数は、イベルメクチン投与群が10日、プラセボ群が12日で統計的に有意差はありませんでした。また、発症後21日目までに、イベルメクチン投与群では82％で症状が消失し、これに対してプラセボ群は79％であり、これも有意差は認められませんでした。

以上のことから、軽症のCOVID‐19患者への5日間のイベルメクチン投与は有用ではないという結論となっています。このほかに、イベルメクチンについては、ウイルスの中和に必要な濃度が通常の服用量では得られないことが既に指摘されています。このようなデータがあると、簡単には認可がおりません。

その後もイベルメクチンについては効果判定が分かれる報告が続いています。2021年6月、英国の研究グループが『American Journal of Therapeutics』という専門誌に、それまでに世界各地で行われた15の臨床試験の結果を解析したレポート※2を報告しています。それによると、イベルメクチン投与群では、プラセボ投与群に比べて、死亡率が約60％減少したとのことでした。ところが、調査対象には無作為比較試験だけでなく、いわゆるオープン試験（臨床試験の際に被験者がどの治療群に割り付けられたかが医師、被験者にオープン

※1　*JAMA*, 325(14):1426, 2021.

※2　*Amer J Therap*, 28(4):e434, 2021.

になっている方法）も含められています。つまり、客観性というところで問題があります。さらにこの論文では、イベルメクチンの予防的投与により新型コロナ感染が86％低下した、と結論しているのですが、その臨床試験はすべてオープン試験の形で行われたものであり、無作為比較試験の結果ではありません。これは大いに問題です。この専門誌のインパクトファクターは2・7と、あまり高くなく、私から見ると、論文の質にやや問題があるようです。

これに対して、前記論文が出たのとほぼ同時期に、米国の研究グループがまったく異なる結論の論文[※3]を出しています。それは、『Clinical Infectious Diseases』という専門誌で、2021年6月オンライン版に発表されたものです。そこでは、2021年3月22日までに国際的に発表された10のイベルメクチンの無作為比較試験の結果を子細に検討しています。それによると、イベルメクチン投与群はプラセボ群に比べて、軽症者でのウイルス排出量や入院期間は減少しておらず、また全患者での死亡率も低下しなかったとのことです。このことから、イベルメクチンは新型コロナの治療薬としては推奨されないという結論を下しています。この結果は無作為比較試験だけに由来するものなので、信頼できると思います。また、この雑誌のインパクトファクターは8・3なので、先ほどの雑誌よりはかなり格上のものといっていいでしょう。

※3　*Clin Infect Dis*, https://doi.org/10.1093/cid/ciab591

以上、イベルメクチンに関しては、２０２１年になってからもまだその効果については評価が分かれている状態です。本年７月から第三相臨床試験が始まるそうです。当面は、あまり前のめりになって大騒ぎするよりは、第三相試験の結果を待つのが良いでしょう。

治療薬にもようやくゲームチェンジャーが

既存薬は、新型コロナウイルスの治療を目的にして開発された薬剤ではないので、やはりその効果は限定的となるのはやむを得ません。これに対して、私が注目している治療薬は、最初から新型コロナウイルスを標的にしたヒトモノクローナル抗体（人工抗体）とよばれる製剤です。

新型コロナウイルスを中和できる善玉抗体を均一な形で人工的に作り、これを工業的なレベルで大量生産して、抗体製剤として投与し、重症化を予防しようというものです。図８‐４を用いながら具体的な作り方を説明しましょう。まず、ＣＯＶＩＤ‐19の回復者の中から、中和抗体を多量に作っている人を探します。そして、この人の血液からＢ細胞を集め、さらに新型コロナウイルスに反応するＢ細胞だけを精製します。これらの細胞は、ウイルスを無力化する中和抗体を作っているはずなので、そこから抗体遺伝子をクローニングします。それを永久に増える力を持っている細胞へ導入し、導入遺伝子の産物である中和抗体を持続的に作らせます。

1回の試みで多数のモノクローナル抗体が取れてきますが、その中から、いわゆる善玉抗体、すなわち、ウイルスを中和する能力を持つものだけを選抜します。具体的には、培養細胞を用いた中和試験、感染動物を用いたウイルス中和試験の両方を用います。これらの試験を繰り返して、特にウイルスを中和する能力の高いエリート抗体を選び出し、それを抗体製剤として大量生産して、感染者に投与するのです。

感染や発症するリスクを激減させるワクチンはいわば予防薬ですが、これに対して、モノクローナル抗体は主に重症化を予防する治療薬として使われます。もし確実に重症化が防げるようになれば、新型コロナウイルスの脅威は大幅に低下します。

新型コロナウイルス感染症が恐ろしいのは、高齢者では重症化リスクが高く、一度発症すると、なかなか回復せずに長期間にわたって入院し、医療資源を占有し続けることです。モノクローナル抗体によって、新型コロナウイルス感染症を発症してもすぐに治る病気になれば、そのリスクは激減します。

米国では実際に、すでに複数のモノクローナル抗体が第三相臨床試験を終え、緊急使用許可されています。２０２１年3月12日号の『Nature』のニュース欄に、モノクローナル

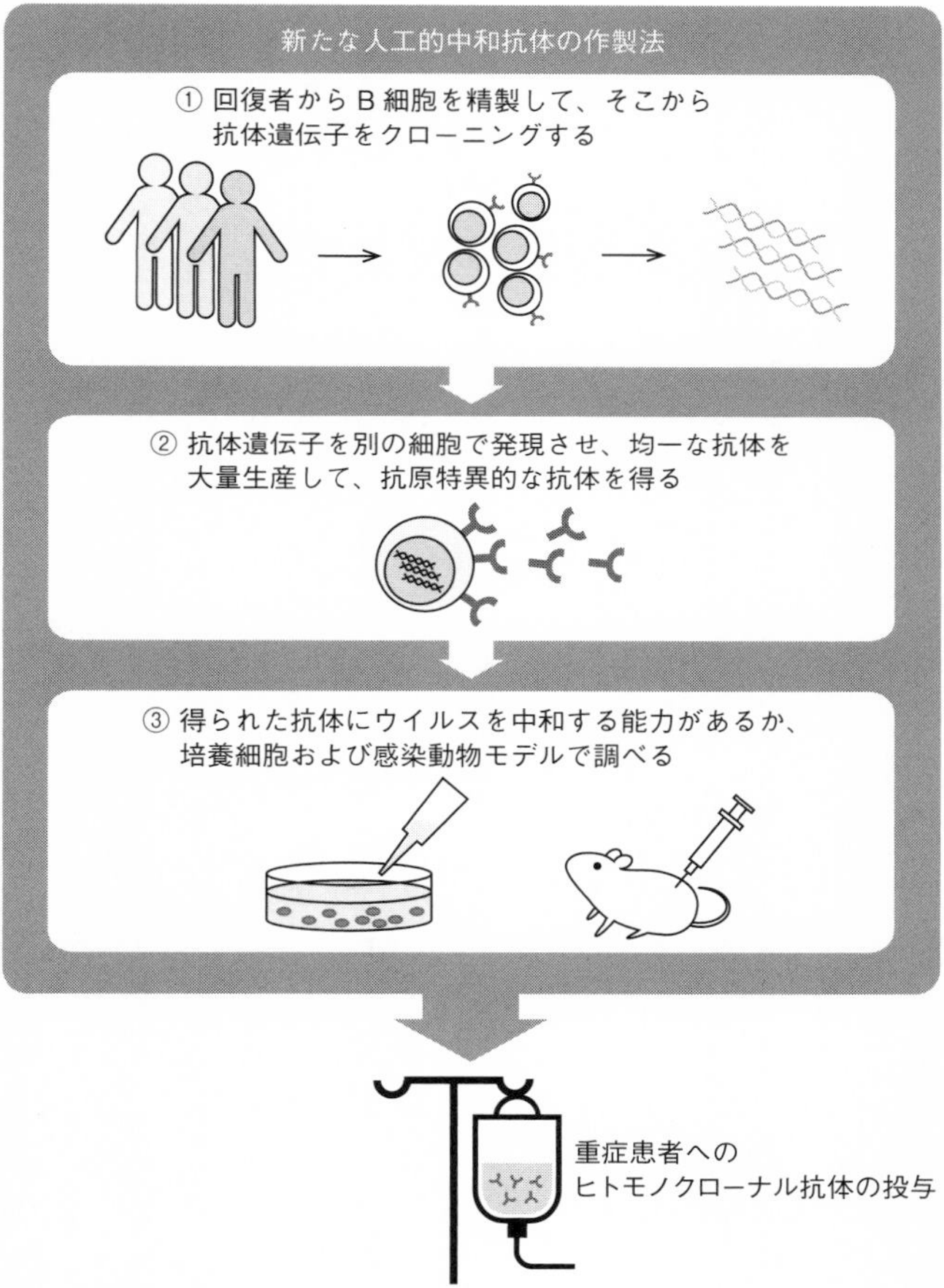
新たな人工的中和抗体の作製法
① 回復者からＢ細胞を精製して、そこから
抗体遺伝子をクローニングする
② 抗体遺伝子を別の細胞で発現させ、均一な抗体を
大量生産して、抗原特異的な抗体を得る
③ 得られた抗体にウイルスを中和する能力があるか、
培養細胞および感染動物モデルで調べる
重症患者への
ヒトモノクローナル抗体の投与

図8-4　ヒトモノクローナル抗体の作製法

（『新型コロナ 7つの謎』〈講談社ブルーバックス〉より転載）

抗体の極めて高い治療効果を裏付ける二重盲検試験の結果が公開されました。記事[※4]によると、米国のVir Biotechnology社と英国のGSK社が出しているヒトモノクローナル抗体VIR－7831を感染早期に投与すると、感染者の入院・死亡を85％も低下させることができたとのことです。この抗体は、もともとはSARS（重症急性呼吸器症候群）患者から得られたヒトモノクローナル抗体で、新型コロナウイルスのスパイクタンパク質にも結合して、ウイルス感染を阻害します。

さらに、米国のイーライリリー社が出している2種類のモノクローナル抗体をカクテルにしたもの（bamlanivimab+etesevimab）も非常に強い効果があり、感染早期での投与により感染者の入院・死亡を87％低下させることができたとのことです。

また新型コロナに対するモノクローナル抗体は重症化予防だけではなく、感染予防にも効果があります。2021年6月のアメリカ医師会雑誌（『JAMA』）のオンライン版に米国の医療従事者を対象に前述のbamlanivimabというモノクローナル抗体の感染予防効果が報告[※5]されています。約1000名の新型コロナPCR陰性、抗体陰性の看護師と施設入居者に対して、bamlanivimabの無作為比較試験を実施したところ、抗体投与者はプラセボ投与者に比べて新型コロナ感染が約4割減少し、一方、副反応はプラセボ投与群と有意な差はありませんでした。つまり感染リスクのある集団に対しては予防的投与が有効であ

※4　https://doi.org/10.1038/d41586-021-00650-7
※5　*JAMA*,326(1):46,2021

ることを示しています。

もう一つ、モノクローナル抗体のメリットは、たとえウイルスが変異をしたとしても、変異をしていない部分に反応する抗体を作り、それを複数混ぜて使えば、変異株でも不活化できるというメリットがあることです。つまり、変異株が出たとしても、人工抗体を数種類、カクテルとして混ぜて使うことにより、長期にわたって使用し続けることができます。

変異株の中には、抗体が効きにくい株が出てきていますが、複数の抗体をカクテル化していることが功を奏しています。『Cell Reports』の２０２１年7月20日号に掲載された論文で、ドイツの研究グループが、デルタ変異株（インド変異株）ではヒト細胞への侵入能力が高くなっていて、前述のbamlanivimab抗体単体では感染を中和できないことを報告し[※6]ています。変異株の感染性が上昇して、中和抗体の作用を免れるようになってしまったのです。幸い、カクテル製剤に用いられている、もう1つのetesevimab抗体ではデルタ変異株に対して依然として高い効果を示しているので、Ely-Lilly社の抗体カクテル製剤は、デルタ変異株に対しても引き続き、ウイルス感染を中和できます。カクテル化する抗体を増やしたり、組み合わせを変えれば、長期にわたって使用し続けることができるでしょう。

※6　*Cell, Reports,* https://doi.org/10.1016/j.celrep.2021.109415

また、抗体カクテル製剤は、万が一、変異株の出現のためにワクチンの効果が薄くなった場合に、ヒトモノクローナル抗体を感染予防薬として一時的に使える可能性がありま
す。

ただし、少し問題があります。ヒトモノクローナル抗体はまだかなり高価であるとともに、点滴静注で投与するので外来では使いにくいという点です。しかし、価格は大量生産により、かなり下げられるはずです。また、この抗体は遺伝子工学的手法を用いて作製された純正なもので不純物が入ることがないため、副作用も少ないという利点がありま
す。筋肉注射でも使えるようなものが出てくると、いずれは外来診療でも使える可能性が出てきます。

2021年7月19日、中外製薬が承認申請した、ヒトモノクローナル抗体のカクテル療法「ロナプリーブ点滴静注セット」に特例承認がおりました。レムデシビル、デキサメタゾン、バリシチニブに続く、4番目の新型コロナウイルス感染症治療薬になります。これは、2種類のヒトモノクローナル抗体 casirivimab と imdevimab を組み合わせたカクテル製剤で、米国リジェネロン社により創製された新薬です。現在猛威を振るっているデルタ型変異株に対しても中和作用があります。

米国のトランプ前大統領が入院した際にも投与され、重症化する兆しがあった同大統領

は短期間に回復することができました。中外製薬によると、海外で行われた治験では入院や死亡のリスクをおよそ70％減らすことが確認されています。これまで認可されたCOVID-19の治療薬は重症患者に使用できる薬でしたが、このカクテル製剤は軽症の患者に利用できる初めての治療薬です。スイスの世界的製薬メーカーであるロシュが権利を獲得し、日本ではロシュ・グループの中外製薬が製造・販売を担当します。

抗体治療薬は、予防薬として使用できる可能性があります。職場内や院内での感染が起きた際に、PCR検査の結果を待たずに濃厚接触者に投与して感染拡大を最小限に防ぐという使い方があるかもしれません。つまり、原則は治療薬なのですが、短期間の予防薬としても使えるという「優れもの」です。

副反応として、抗体投与者でADE（抗体依存性感染増強）が起こらないかが懸念されるのですが、抗体投与によって感染リスクが非常に小さくなるので、感染によって誘発されるADEはあまり心配しなくてよいでしょう。

このようなことから、人類は、新型コロナウイルスに対して強い感染予防効果を持つ高性能のワクチンと効率的に重症化や死亡を防ぐモノクローナル抗体という2つの「武器」をすでに手に入れました。これらの武器と、従来の「行動制限」を戦略的に組み合わせた感染予防策を講じていけば、いずれ確実に感染を収束の方向に持っていけるはずです。

リスクファクターは未知の変異株

新型コロナウイルスと人類の闘いは、今後は人類側に優位に展開していくように思いますが、不安材料がないわけではありません。ワクチンや治療薬が効かない変異株の登場です。

第1章でも説明しましたが、現在、猛威を振るっているインド型変異株（デルタ型）に対しても、ファイザー製やモデルナ製のmRNAワクチンは高い有効率を維持しています。また仮に中和抗体が働かなくなっても、ワクチンには自然免疫や細胞性免疫の機能を高める効果があるので、ワクチンがまったく無力になることはありません。ただ、今後ワクチン接種が進み、人口の大部分が新型コロナウイルスに対する獲得免疫を持つようになると、現在のワクチンが効かない変異ウイルスが選択されて、それが主流になる可能性は否定できません。

パンデミックを起こしたウイルスは、次第にその病原性が低くなり、普通の風邪のようなものに置き換わっていく、とよく言われます。感染者がすべて死亡するような高病原性ウイルスが感染拡大すると、ウイルスが感染する宿主がいなくなってしまうため、感染拡大にブレーキがかかり、低病原性のウイルスに駆逐されるというのが理由ですが、そうことがうまく運ぶ保証はありません。すでに新型コロナウイルスは若年層に対しては低病原性であり、これまで誕生した変異型ではむしろ病原性が高くなる方向に進化しています。

気がかりな報告もあります。免疫分野の国際的な論文誌『Immunity』の2021年6月8日号に中国の研究グループから驚くような論文[※7]が出されています。タンパク質の構造解析ができる新しい解析法であるクライオ電子顕微鏡法を用いて、新型コロナウイルス変異株のスパイクタンパク質を解析したところ、変異株ではスパイクタンパク質の特定の部分の形が変わり、新型コロナウイルスが取り付くヒトの細胞表面にある受容体タンパク質ACE2への結合性が高くなっていて、中和抗体で阻害されにくくなっていることがわかりました。これまでも、新型コロナウイルス変異株が中和抗体の作用を受けにくいことが報告されていましたが、今回の報告はまさにそれを裏付けるものでした。

動物の間でも新型コロナウイルスの感染が拡がる

この報告の中で驚いたことは、これまでの新型コロナウイルスのスパイクタンパク質はヒトのACE2にしか強く結合しなかったのですが、今回、変異株ではなんとマウスやミンクのACE2に対する結合性がかなり上昇していることが明らかになりました。まだ変

※7 *Immunity*, https://doi.org/10.1016/j.immuni.2021.06.003

異株による個体レベルでの感染実験は行われていないので確認する必要がありますが、現時点では、これらの動物種にも変異株が感染しうる可能性が示唆され、ヒト以外にも感染が拡がる恐れがあります。

『Nature』誌の2021年3月4日号にも同様な報告[※8]があがっています。新型コロナウイルスはすでにヒト以外にも感染が広がっており、イヌ、ネコ、ミンクに感染が認められています。ただし、イヌ、ネコは、感染するものの発症することはほぼなく、ヒトにも感染しないようです。フェレットにも実験的には感染を起こすことができるのですが、ペットとして飼育されているものからヒトに再感染したという例は報告されていません。

心配なのはミンクです。デンマークやオランダで毛皮用に飼育されていたミンクにヒトから新型コロナウイルスが感染し、そこからまたヒトに感染したことがすでにわかっています。ミンクが施設から逃げ出して野生化する例もあることから、野生となったミンクがウイルスを持ち続ける可能性があります。

まだこれ以外にも中間宿主となる動物種が存在するかもしれません。実は、新型コロナウイルスは特定のコウモリ種由来と言われているのですが、その種で見つかるウイルスはヒトで見つかるものと完全には同一ではなく、コウモリとヒトをつなぐ中間宿主が存在する可能性があります。そのような動物が実は武漢市場で販売されていて、それがヒトに感

※8 *Nature*, 591(7848):18, 2021.

染した可能性もあるのです。

以上の報告から、変異株の出現を減らさないと他の動物種への感染事例が出ないとも限りません。ヒトに広まった新型コロナウイルスはワクチンによってある程度抑え込むことが可能ですが、野生動物まで広まってしまうとこれを根絶することは不可能です。野生動物で変異を重ねた新型コロナウイルスが種を超えて再びヒトに感染した場合、従来のワクチンや抗体医薬が効かない未知のウイルスになっている可能性も否定できません。そうならないためにも、全世界でワクチン接種を進めて感染を抑え込み、他の動物種に容易に感染する変異株の出現を食い止めねばなりません。

変異株は、ワクチン接種が広がると感染者が減るので、その出現が抑制されます。しかし、ワクチンを1回接種でやめたりすると変異株による感染リスクが残ります。あるいは1回接種だけで安心して行動制限を緩めると、変異種による感染が起きる可能性が十分にあります。したがって2回のワクチン接種が必要です。変異株の発生を防ぐには、今はしっかりと2回のワクチン接種をすることが勧められます。

エピローグ

変異を繰り返す新型コロナウイルスは非常に手強い相手ですが、人類の叡智を結集すれば、私たちがこのウイルスに打ち負かされることはないでしょう。

ともすると、私たちはマイナス思考の「負のスパイラル」に陥りがちで、新型コロナをめぐっても怖い可能性ばかり考え、あたかもこれが人類存亡の危機のように語られることがあります。しかし、感染症の歴史を振り返ってみれば、程度の違いさえあれ、こうした難局は何度も繰り返されてきたことです。結果的には、人類は感染症に翻弄されつつも、すべて難局を切り抜けてきました。つまりこれまでの感染症にはほぼ打ち勝ってきたのです。

1918年に発生した「スペインかぜ」は、全世界で5000万人以上の死者を出す未曾有のパンデミックとなりました。いまでこそ、H1N1亜型インフルエンザウイルスによる感染症であることがわかっていますが、当時はウイルスを分離・同定する技術がなく、病原体の正体すらわかりませんでした。当然、ワクチンや抗ウイルス薬も存在せず、医療従事者は文字通り徒手空拳で闘わなければいけませんでした。それでも人類はこの危機を克服したのです。

すでに私たちは、新型コロナウイルスの遺伝情報を解読しており、驚異的な予防効果を持つワクチンとヒトモノクローナル抗体という有力な武器を持っています。予防と治療のしっかりした両輪が動くようになってきました。今後、新型コロナウイルスがどのように変異をしても、迅速かつ的確に対応できる態勢ができつつあります。医療の手段も体制も昨年より格段に進歩しています。どのようにすれば、感染を防御できるかもわかっていま す。決して慌てふためく必要はありません。

油断してはいけませんが、冷静さを失わず、科学的なエビデンスに基づいた適切なアプローチを続けていけば、いずれ、新型コロナウイルスは恐るるに足りず、ということになるでしょう。

反対に、冷静さを失って、科学的な証拠がないニュースを信じたり、根も葉もないデマをさらに広げたりするのは状況を悪化させるばかりです。また、エビデンスを軽視したその場限りの方策を続けていけば、感染は長引き、繰り返し行われる行動制限によって人々の心はすさんでいくでしょう。これを避けるためには、新型コロナに対する正しい知識を得ることが必要です。それをもとに自分たちの新しい行動様式をしっかりと打ち立て、さらに、社会の中にワクチン接種を広げていくことができれば、われわれは必ずや日常生活を取り戻せるはずです。今こそ、皆さんが各自、新しい生活様式を確立することが必要です。冒頭にも書きましたが、「夜明け」は間近に迫っています。私は、人類はこの難局を近いうちに克服できると強く確信しています。

最後に、この本の刊行は髙月順一さんを始めとする講談社学芸部の方々のアイデア、サジェスチョン、励ましなしにはあり得ませんでした。ここに厚く御礼申し上げます。